《是真的吗·常见病认知误区》丛书

名医正解痛风

主编 何 岚

陕西新华出版传媒集团

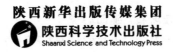

陕西科学技术出版社
Shaanxi Science and Technology Press

图书在版编目（CIP）数据

名医正解痛风 / 何岚主编 . — 西安：陕西科学技术出版社，2019.5
（是真的吗·常见病认知误区）
ISBN 978-7-5369-7407-4

Ⅰ.①名… Ⅱ.①何… Ⅲ.①痛风—防治 Ⅳ.① R589.7

中国版本图书馆 CIP 数据核字（2018）第 262127 号

名医正解痛风

何岚　主编

策　　划	宋宇虎
责任编辑	高　曼　潘晓洁　付　琨
封面设计	曾　珂

出 版 者　陕西新华出版传媒集团　陕西科学技术出版社
西安市曲江新区登高路1388号　陕西新华出版传媒产业大厦B座
电话（029）81205187　传真（029）81205155　邮编710061
http://www.snstp.com

发 行 者　陕西新华出版传媒集团　陕西科学技术出版社
电话（029）81205180 81206809

印　　刷　陕西思维印务有限公司

规　　格　787mm×1092mm　16开本

印　　张　8.25

字　　数　100千字

版　　次　2019年5月第1版
2019年5月第1次印刷

书　　号　ISBN 978-7-5369-7407-4

定　　价　29.80元

《是真的吗·常见病认知误区》丛书

名医正解痛风

编 委 会

主　　编　何　岚

副 主 编　蒲　丹

编　　委　（以姓氏笔画排列）

王妍华　田　娟　吕晓虹

李　欣　张　竞　罗　静

郝志明　胡　楠　莫凌菲

樊　萍　潘　盈

主 编 简 介

何岚，医学博士，西安交通大学第一附属医院风湿免疫科主任，主任医师，教授，博士生导师。主要从事风湿免疫和内分泌代谢疾病的相关诊治和研究。中华医学会风湿病学分会常委，陕西省风湿病学会主任委员，中国医师协会风湿免疫科医师分会全国常委暨骨质疏松学组副主任委员，中国康复医学会骨与关节及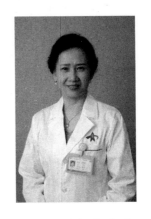风湿病专业委员会全国常委，海峡两岸医药交流学会风湿免疫专家委员会常委暨感染学组副主任委员，陕西省骨质疏松和骨矿盐疾病学会常委，陕西省康复医学会老年病专业委员会副主任委员，西安市内科学会副主任委员。西安市第十四届政协委员，中国农工党第十六届中央妇女工作委员会委员。《西安交通大学学报（医学版）》编委，《中华临床免疫与风湿病》编委。

35 年来一直工作在临床一线，主要致力于两个专业的疾病诊治和研究：前 24 年为内分泌代谢专业，近十多年主要专注于风湿免疫病。曾获国家科技进步奖，陕西省政府教学成果二等奖，陕西省科技进步三等奖，陕西省高校科技进步二等奖。主持多项国家级、省部级科研基金项目。发表论文 60 余篇。

前 言

痛风这一古老的帝王病，今日已成为普通大众罹患的常见病、多发病，由于其常伴发肥胖、高血压、高血糖，已引起医学界的高度重视。但由于痛风对重要器官的损害发生隐匿，致残率、致死率较高，社会大众对此病认识仍非常不足，容易给社会和家庭带来沉重的痛苦和负担。

痛风也是一种新文明病。现在全球发病情况呈年轻化趋势，患病率、发病率持续增加，与当今快餐文化、不动的生活方式密不可分。现在，医学界对痛风发病机制的认识、防治药物的研究都有了极大的进步，人们只要早诊早治，辅以生活方式改变，大部分痛风可以完全控制，使患者健康长寿。

作为从医35年余的医者，对很多人受痛风困扰深感遗憾，也觉得责任重大，故当徐静教授约稿时，就爽快答应了。中国社会目前仍处于快速发展时期，普通大众获取医学知识的渠道还是有一些困难的，所获资讯常不准确、不全面，甚至是错误的，极大地阻碍了痛风的及时有效诊治。我曾见过一例29岁的男性患者，就诊时全身广泛痛风石破溃出血并有肾功能不全，我问他为什么之前不治疗，他说"药不是有毒吗？"这让我非常震惊，印象深刻。有数据显示，45.2%的痛风患者只在关节肿痛的急性期看病，1个月的随诊率在20%左右，6个月的随诊率只有少得可怜的3.9%。大多数痛风患者对该疾病的危害不了解、不重视。

因此，我们从临床实际出发，针对患者常提出的疑惑，汇总了

70个问题，力求准确全面地解答。内容注重生活化，通俗易懂，可读、可操作和可执行，并兼顾专业性、科学性。我们对痛风的历史、尿酸的来源、易患人群、诊断、治疗和预防进行了系统的阐述，力求让普通患者和家属全面了解此病，不惧怕此病，不惧怕治疗，积极参与到这个病的长期生活管理中，最终用科学的方法战胜疾病。

　　这本书是我们科室同事一起协作的成果，在此对他们付出的辛劳一并表示感谢，也感谢伴我们成长的患者朋友。由于水平有限，未尽之处在所难免，恳请广大读者朋友批评指正。

何岚

2018 年 12 月于古城西安

目 录

1. 痛风是达官显贵得的病，老百姓不会得

认知误区。

都说痛风是富贵病、王者之病，距离老百姓很远，普通人是不会得这个病的。

正解与忠告。

痛风是一个古老的疾病，早在2000多年前巴比伦的《犹太法典》中就提到了这个疾病。1683年，学者Sydenham第一次系统地描述了该病；1797年，学者Scheele首先在一位痛风患者的肾结石中分离出了尿酸成分；1896年，放射科医生Huber第一次报道了痛风性关节炎的放射学表现。

2000年前的古希腊医圣希波克拉底描述痛风有3个特征：太监不得痛风，女人更年期前不得痛风，荒淫无度的年轻男性会得痛风。前两条至今仍正确。以往患痛风的人多为王侯将相、达官显贵，因此痛风又有"帝王之病""疾病之王"之称。据说，天才科学家牛顿、达尔文，著名艺术家米开朗琪罗、达·芬奇、歌德，还有亚历山大、路易十六、元朝的忽必烈等伟大人物，都受过痛风的折磨。

如今，随着经济发展和社会进步，人们饮食结构和生活方式发生了变化。在我国，特别是改革开放以来的40年，痛风发病率、患病率明显增加，昔日的"王者之病"早已飞入寻常百姓家，成为大家熟悉的常见病、新文明病。目前在我国罹患高尿酸血症的人群已达1.2亿人之多，占到总人口的10%，男性是主要患病人群，中老年男性高发，女性常在绝经后才发生。高尿酸血症已成为继高血压、高血脂、高血糖之后的"第四高"，并且发病率有逐年增高和年轻化的趋势。

那么，什么是痛风？痛风是尿酸盐沉积在关节腔内引起的一种关节炎。痛风之所以会痛，是因为尿酸排泄减少，体内尿酸过多而在关节腔内沉积，刺激关节腔滑膜引起化学性炎症而诱发疼痛。急性痛风的疼痛是一种让人不寒而栗的、像火一样烧灼的剧痛，以跖趾关节，也就是我们所说的大脚趾关节最易受累。疼痛发作突然、猛烈，有时去得也很快，像一阵风似的，"痛风"因此而得名。急性痛风性关节炎反复发作数年后如未得到良好的控制则会进入慢性痛风时期，特征为多发性、破坏性慢性关节炎，甚至在关节内形成痛风石，引起关节的破坏。当然，慢性痛风期间仍可有急性炎症反复发作。

误 2. 痛风不会遗传

❓认知误区

王大爷生活简朴，从不吃大鱼大肉，也从不抽烟饮酒，但却得了所谓的"富贵病"——痛风。奇怪的是，他的儿子和侄子也得了这个病。很多人说他们的病是"吃"出来的，给他们扣上了"吃货"的帽子，这让王大爷觉得很委屈，同时也感到很困惑，为什么他从不喝酒，不吃海鲜、动物内脏等，也会得痛风？为什么他们家族里有这么多人得痛风？

正解与忠告

　　其实，并不是所有的痛风都是吃出来的。现代研究表明，遗传因素在痛风发病中起了重要作用。有的人得痛风是基因决定的，当然也少不了环境、生活方式等其他因素的共同影响。

　　痛风危害严重，还会反反复复发作，是很多人都难以忍受的，有些患者担心会遗传给孩子，让孩子也承受同样的痛苦。那么，痛风到底会不会遗传？会不会影响下一代？

　　其实，痛风与遗传因素存在密切的关系，这已是公认的事实。流行病学研究表明，高尿酸血症和痛风有明显的地区和种族特异性，且有一定的家族聚集倾向。一般认为，10%~25% 的痛风患者有痛风阳性家族史，在某些特殊人群家族史阳性率可达 50%。与痛风患者有直系关系的近亲中，15%~25% 有高尿酸血症。如果痛风患者发病年龄小，有家族史，病情较重，较早出现尿酸盐肾病，要高度怀疑其有遗传缺陷。

　　痛风是一种与遗传相关的疾病，已被大多数学者所认同，这就是为什么王大爷没有大吃大喝也会患痛风，也解释了为什么痛风在某些家族中有聚集倾向。研究发现，1% 左右的原发性痛风是由嘌呤代谢酶类缺陷导致的，其遗传方式为性染色体连锁隐性遗传，家族性青少年高尿酸性肾病是常染色体显性遗传，两者都是明确的单基因遗传病，医生可以计算出它们遗传给下一代的概率。但除此之外的其余绝大多数原发性痛风的遗传方式为多基因复杂遗传缺陷，与多个基因的异常相关，故大部分患者的遗传概率是无法预知的。

　　那什么样的痛风可以怀疑是由遗传引起的呢？起病年龄小、血尿酸水平高、早期即有尿酸肾病、有阳性家族史的患者需要高度怀疑，其尿酸肾病通常在痛风性关节炎之前即可出现。在继发性痛风中，糖原贮积型Ⅰ型（VonGeirk病）是已经被肯定的常染色体隐性遗传疾病，外显率高达90%以上。

　　虽然痛风有家族高发的可能，但这并不等于说父辈有痛风，子代就一定会得痛风，因此不必过分担忧。痛风患者完全有生育的权利，也不影响正常的夫妻生活。但如果家族有痛风聚集的情况，家族成员需对该病提高警惕，定期监测尿酸，养成良好的生活习惯，包括健康饮食、戒烟、坚持运动和控制体重等，提倡"三低"——低嘌呤、低脂肪、低盐，"三忌"——忌乙醇、忌服可导致尿酸升高的药物、忌肥胖，"三多"——多喝水，多食水果、蔬菜，多活动，只有这样才能降低痛风在下一代中的发病概率。

　　总而言之，高尿酸血症和痛风是与遗传关系密切并受多种因素影响的疾病。治疗主要是作用于嘌呤代谢的多个环节，目前的药物完全可以有效地降低血尿酸水平，改善临床症状，使痛风患者健康生活。如果早期就诊，甚至可以无药长期健康生活。

（误）3. 尿酸都是吃进体内的，只要管住嘴就不会得痛风了

认知误区

　　尿酸都是吃进身体里的，只要我把嘴巴管住，不乱吃含尿酸高的食物，不暴饮暴食，尿酸就不会高了。

正解与忠告·

　　管住嘴是不是尿酸就不会高了？要弄清楚这个问题，先要说说血中的尿酸从哪里来，又去了哪里。

　　人体是由细胞构成的，细胞中有一类重要的物质叫核酸，分为两类，一类为 DNA，另一类是 RNA。DNA 携带遗传信息，RNA 参与细胞内 DNA 遗传信息的表达。而核酸由核苷酸组成，其中嘌呤核苷酸的分解代谢产物就是尿酸。核苷酸具有多种生物学功能，除作为核酸合成的原料外，也是机体能量利用的主要形式。ATP 是生物体最直接的能量来源，它的全称就叫腺嘌呤核苷三磷酸（简称三磷酸腺苷）。此外，核苷酸还有参与机体代谢和生理调节等多种功能。核苷酸主要由人体细胞自身合成。

　　人体的活细胞每天都在不断地新陈代谢，以完成自己的功能，保持生命活力。也就是说，在正常代谢情况下，人体每天都会产生一定量的尿酸。因此，人体中的血尿酸有两种来源，一种是吃富含嘌呤的食物产生的，即外源性的，约占体内尿酸的 20%；另一种是体内细胞合成分解代谢产生的，约占体内尿酸的 80%，即内源性的尿酸。正常情况下，体内的尿酸大约有 1200mg，每天新生成的约为 600mg，同时排泄掉的有 600mg，处于一个平衡的状态下。但如果体内尿酸生成过多，或尿酸排出不足，就会导致血尿酸浓度过高，形成高尿酸血症。

　　由此可见，从嘴里吃进去的尿酸只占身体里的 20%，血尿酸增加，部分是食物惹的祸，但更多的是因为嘌呤代谢自身紊乱。在我们每天吃的食物里,富含嘌呤的美味会生成许多尿酸,比如动物内脏,这一类食物是高尿酸血症患者需要避免食用的。

负责人体尿酸排泄的主要器官是肾脏，肾脏每天排出人体尿酸的 2/3，如果肾脏功能出了问题，排尿酸的能力减小，尿酸就只能部分留在血液里，这就是肾衰竭时尿酸升高的原因。某些血液系统疾病和肌肉疾病，因细胞溶解坏死释放出原来存在于细胞内的嘌呤，导致产生尿酸的原料增多，同样也会在短期内诱发血尿酸增高。还有一种先天性疾病，是尿酸代谢酶的遗传基因出了问题，它致使尿酸代谢障碍而导致血尿酸水平升高。另外，过度疲劳或休息不足、喝水太少，也会导致尿代谢或排泄迟缓，使过多尿酸滞留在体内而引起血尿酸水平升高。

所以，想要尿酸不高，仅仅管住嘴巴是不够的。不吃高嘌呤的食物只是必要的前提条件。

(误) 4. 血中尿酸高了就是痛风

❓ 认知误区

在门诊中，医生经常会被问："大夫，你看我的血尿酸这么高，肯定是得痛风。但我现在关节不痛，那将来关节会痛吗？"

A+ 正解 与 忠告

在人们的概念里，可能高尿酸血症就等同于痛风。实际上，二者并不能画等号。高尿酸血症是指在正常饮食情况下，连续两次检测血尿酸水平高于 420μmol/L（成年男性及绝经后女性），绝经前女性高于 360 μmol/L。而痛风是指尿酸盐沉积在关节腔内引起的一种关节疾病。两者是不同的概念，主要区别如下：①痛风是指患者有关节红、肿、热、痛和功能障碍的症状；②高尿酸血症是指检验报告结果显示血液中尿酸水平高于正常上限。

说起高血压、高血糖、高血脂这"三高"，大家都不陌生。当今社会，随着经济的发展和生活饮食模式的改变，心血管疾病、脑血管疾病和肿瘤逐渐成为医疗界的"三座大山"，而"三高"与心脑血管疾病密切相关，所以大家都非常重视。但是，如果要问"第四高"是什么，估计很多人都答不上来。"第四高"就是高尿酸血症。医生把高血压、高血糖、高血脂、高尿酸合称"代谢综合征"，因为它们都与心脑血管疾病密切相关，因此代谢综合征又有一个非常形象，同时也让人生畏的名字，叫作"死亡四重奏"。

那么，高尿酸血症与痛风之间是什么关系呢？一项国内多中心的流行病学研究数据表明，我国高尿酸血症的发病率为 13.3%，而痛风的发病率为 1.1%。以国家统计局数据中国人口 13.83 亿人（2016年）为基数进行计算，我国高尿酸血症人群约为 1.84 亿人，其中痛风患者约为 1521.3 万人，无痛风症状的高尿酸血症人群约为 1.69 亿人。简而言之，12 个高尿酸血症患者中才会有 1 个出现痛风。可见，高尿酸血症并不等同于痛风，但是一般来说，有高尿酸血症的患者才可能出现痛风；痛风的病理基础是高尿酸血症，没有高尿酸血症就没有痛风！

什么时候高尿酸血症会诱发痛风呢？常见的诱因包括以下几种：

（1）暴食　大量食用富含嘌呤的食物后，体内尿酸的浓度迅速增加,就会沉积在关节腔内形成尿酸盐结晶而诱发痛风的急性发作。

（2）饮酒　酒里的乙醇会促进嘌呤代谢加速而使血尿酸快速升高，同时乙醇代谢又会使血乳酸浓度升高，而乳酸会抑制肾脏对尿酸的排泄，进一步加重高尿酸血症。

（3）天气寒冷　天气变凉，关节局部温度减低，血中的尿酸更容易在关节内析出，形成尿酸盐结晶，从而诱发痛风。

（4）药物因素　一些药物会增加血尿酸的浓度，如利尿剂；一些药物干扰尿酸从肾脏中排泄，如阿司匹林，这些药物都可以导致血尿酸快速升高而诱发痛风。

（5）过度疲劳　过度劳累可导致机体能量大量消耗而使代谢废物包括尿酸在体内堆积，并且干扰尿酸排泄，从而诱发痛风发作。

（误）5. 没有痛风发作的高尿酸血症患者不需要干预

？ 认知误区

　　单位体检时老王被发现血尿酸高达 600 μmol/L，但他天生就是乐天派，心想："虽然我的尿酸高，但是关节也没疼过，这种状态对身体没有伤害，所以不用管它。"

A+ 正解与忠告

　　有些人认为高尿酸的危害就是导致痛风性关节炎，没有关节炎发作就不要紧。这是一个非常错误的观念。作为代谢综合征之一的高尿酸血症，引起痛风的危害绝不仅限于对关节的损害，更大的危害是导致痛风性肾病、肾结石甚至肾衰竭，以及引起高血压、糖尿病、心肌梗死、脑卒中等严重危害健康的心血管事件。

无症状性高尿酸血症自然要积极干预，这是毫无疑问的。但是，干预并不意味着一定就要吃降尿酸的药物。目前达成的共识是，需要积极地通过调整生活方式进行干预，包括减低体重、增加锻炼、适当增加饮水等。国外专家推荐：一般对于无症状性高尿酸血症都只推荐生活方式进行调节，而不建议使用降尿酸药物治疗。国内专家推荐：未曾发作关节肿痛但有心血管危险因素或并发症，血尿酸超过 480 μmol/L；未曾发作关节肿痛且无心血管危险因素或并发症，但血尿酸超过 540 μmol/L，都应进行降尿酸药物治疗。不论是国际还是国内指南，对于临床或影像学确诊有痛风石、痛风频繁发作（每年发作 ≥ 2 次）、高尿酸血症合并慢性肾脏病（CKD2 期或以上）或既往有尿路结石的患者，都建议患者积极进行降尿酸治疗。

误 6. 尿酸对人体只有害处

？ 认知误区

痛风就是尿酸高惹的祸，体内尿酸对身体只有害处没有好处，所以尿酸降得越低越好。

A⁺ 正解与忠告

尿酸是嘌呤核苷酸分解代谢的产物，在血液中过多蓄积会导致痛风等代谢性疾病。但是，事物都有两面性，尿酸在人类进化历史中也起过积极的作用。

当人类还在用四肢爬行时，尿酸是不高的，在进化过程中尿酸氧化酶发生突变，突变后的人类尿酸氧化酶无法完全降解尿酸，于是血液中的尿酸浓度升高。血尿酸浓度升高对血压的维持起到了积极的作用，为人类直立行走做出了贡献。另外，近年来也有研究表明，尿酸对人类智力也有积极的贡献。因为尿酸具有防止氧化应激的作用，有助于延缓神经老化，因此尿酸过低与大脑组织的退行性病变有关。

一项国际大规模流行病学研究发现，体内尿酸水平过低与老年痴呆（阿尔茨海默病）和多发性硬化症的发病呈现一定的相关性。可见，尿酸并非越低越好，在治疗痛风时需根据每个患者的具体情况决定要把尿酸降低到什么水平，但最低不宜低于 $180\,\mu mol/L$。

误 7. 痛风对关节有伤害，只是一种关节病

❓ 认知误区

医生在门诊接诊痛风患者，听他们描述病史时，可以发现就诊者大都有过这样的经历：晚上与三两好友相聚，啤酒、烧烤、火锅样样不落，到了深夜，大脚趾突然剧烈疼痛，又红又肿不能碰，可吃上几片止痛药后，过几天就又完好无事了。于是在普通老百姓心目中，痛风就等同于第一个大脚趾的剧烈肿痛，是一种来去如风的急性关节炎。

正解与忠告

　　痛风实际上是一组由于嘌呤代谢障碍导致高尿酸血症，并由此引发一系列器官损害的异质性代谢性疾病。看看这个定义里面的几个关键词：一系列、器官损害、异质性，这就决定了痛风并不仅仅有关节的损害，而是以关节炎为最突出的表现。痛风还会累及关节以外的重要器官，并且在不同的患者中表现各异。

　　痛风患者最常见的关节炎是一种由单钠尿酸盐沉积导致的晶体相关性关节炎。由于尿酸的水溶性较差，正常人血液里尿酸的饱和度约为 $416\,\mu mol/L$，当血尿酸的浓度超过了饱和度，就会有尿酸盐结晶析出，并容易沉积到相对疏松的关节软组织处，刺激局部组织，趋化释放多种炎症因子，触发无菌性炎症，引起红、肿、热、痛等炎症表现。

　　痛风性关节炎在临床上的表现形式多样，最常见也最具特异性的往往是急性关节炎。一些诱因，如高嘌呤饮食、大量细胞崩解等，会引起血尿酸水平升高；或由于另一些诱因，如爆发式的剧烈运动、不正确地服用降尿酸药物、温度和气压骤变、手术刺激、精神紧张等，都会引起已经沉积的尿酸盐结晶不稳定，血尿酸水平波动，从而诱使急性关节炎发作。由于该病早期阶段发作突然、恢复迅速、来去如风，且不遗留关节破坏，"痛风"便由此得名。痛风性关节炎最常累及双足第一跖趾关节，也就是大家常说的双足第一个大脚趾；但也可发生于其他较大关节，如踝、膝等关节，受累关节会出现红、肿、热、痛等急性炎症反应。随着疾病的逐渐进展，如果长期反复的急性痛风性关节炎得不到正规的治疗，尿酸盐结晶大量沉积，还会有痛风石形成、慢性关节炎等其他表现形式。约 11 年后，受累关节会出现僵硬、畸形甚至功能障碍。

　　除了关节会被破坏以外，痛风还可能累及的另一大重要器官就是肾脏。由于肾脏是尿酸排泄的主要器官，当血尿酸的浓度超过了饱和度 416 μmol/L 时，尿酸盐结晶也会沉积在肾小管，形成尿酸盐性尿路结石，并对肾小管上皮细胞造成损伤，久而久之，可导致尿酸盐肾病等肾脏损害，严重者可出现肾衰竭。而肾脏损害又会反过来加重高尿酸血症。此外，由肾衰竭继发的肾性高血压、肾性骨病等并发症，又会对心脏、脑、大血管及骨骼等重要器官造成损害。

　　痛风是代谢性疾病的一种，属于嘌呤类物质代谢障碍，常常与其他代谢性疾病伴随发生，如腹型肥胖、高脂血症、2 型糖尿病及心脑血管疾病等。而其他少见的并发症还包括眼部受累（如眼睛各部位痛风石沉积、葡萄膜炎、青光眼、白内障等），发生恶性肿瘤的风险增加（尤其是泌尿系、消化系统和肺部肿瘤）。

　　综上所述，痛风不仅仅是关节的炎症，晚期严重的痛风甚至可以累及肾脏、心脏、脑、血管等全身重要脏器，因此它是一种以关节炎为主要表现的全身性代谢性疾病。

误 8. 只要关节不痛，痛风对健康就没什么影响

? 认 知 误 区

　　虽然痛风发作时痛得要命，但是有时候不吃药、不打针，休息两三天就没事儿了。所以痛风对健康影响不大。

正解与忠告

作为常见代谢性疾病的一种，痛风在老百姓心目中的危险性似乎远远低于高血压、糖尿病和脂肪肝。"痛风不过是一种关节病，年纪大了就容易得""痛风就是因为吃得不合适，只要管好自己的嘴就行了"，持有上述观点的患者不在少数。然而，痛风对患者造成的伤害却远远高于我们的估计。

在我国，痛风患者是一个相当可观的群体。根据近年各地患病率的报道，目前我国约有高尿酸血症患者 1.2 亿，约占总人口的 10%，痛风的患病率高达 1.14%。而随着人们生活水平的提高、生活方式的改变，特别是饮食结构的调整，以及工作压力的增加，痛风的发病率呈现逐年上升的趋势。中老年男性高发，但近年来有逐渐年轻化的趋势。

关节作为痛风最主要的受累器官之一，在急性发作期疼痛剧烈，严重影响患者行走及关节的活动；但对于病程较短的患者，急性发作期过后关节没有任何不适，和正常人一样。因此，痛风的治疗往往容易被患者忽视，大多数人只注重急性期的对症止痛治疗。而事实上，痛风长期反复发作、持续高尿酸血症所引发的肾脏、大血管、心脏等重要器官的损害，会严重影响患者健康，甚至危及其生命。因此，痛风缓解期/慢性期血尿酸水平的控制和并发症的防治才是治疗的重中之重。

嘌呤代谢紊乱导致的高尿酸血症是痛风发生的根本原因，血尿酸水平越高，痛风发作越频繁，发病年龄越早。不规律控制血尿酸，导致痛风易复发；反复发作后，可累及多个关节，并导致关节畸形，严重影响患者生活自理及工作能力。而病程较长的患者，由于尿酸盐结晶在肾小管和肾间质沉积，形成反复的炎症刺激，不仅容易形成肾结石，出现腰痛、血尿等症状；严重者还可引起肾小球局灶节段硬化、肾间质纤维化，最终导致肾衰竭。因此，痛风患者如果不严格控制血尿酸水平，最终会加快肾衰竭的速度。

高尿酸血症除了可能引发痛风外，还是糖尿病、代谢综合征、肥胖与高脂血症、冠心病和脑卒中等疾病发生的独立危险因素，不仅可以加重动脉粥样硬化，促进心脑血管疾病的发生和进展，还可增加高血压患者总体死亡、全因心血管疾病死亡及心血管事件发生的风险。

痛风患者除了可能发生上述器官损害以外，近年来发现还有可能引起眼等器官的损害。这包括长期高尿酸血症产生的痛风石沉积在眼睛各部位，如眼睑、球结膜、角膜、虹膜、巩膜和眼眶等，并且痛风患者发生葡萄膜炎、青光眼、白内障等的风险增加，严重影响患者视力。此外，关于痛风与恶性肿瘤之间的关系一直被热议。一方面，恶性肿瘤尤其是血液系统肿瘤患者由于肿瘤细胞大量崩解，产生高尿酸血症，严重时可导致患者发生急性肾衰竭；另一方面，有学者利用 Meta 分析发现痛风是恶性肿瘤发生的独立危险因素，尤其是泌尿系统、消化系统和肺部肿瘤。

总之，痛风不是简单的关节痛，如果长期放任不管，有可能会损伤心脏、肾脏、血管等重要脏器，严重危及患者的健康及生命。因此，痛风一经诊断，就需要在专业医生的指导下，对血尿酸进行长程的监管和调控，才能达到对疾病的良好控制，保护脏器功能。

9."痛风石"只会长在大脚趾上

?认知误区.

痛风石只会长在大脚趾的表皮下面，能看见，就是不好看，不会影响到内脏。

正解与忠告.

想要知道痛风石是什么，首先要了解什么是尿酸盐结晶。结晶是指固体溶质从过饱和溶液中析出的过程，就像盐在水里达到饱和状态后就无法再溶解而沉积出来一样，血液中的尿酸如果浓度太高，超出人体排泄尿酸的能力，又或者人体排泄尿酸的能力下降，使血液中尿酸浓度过高，呈过饱和状态，多余的尿酸盐也会慢慢沉积下来，形成尿酸盐结晶。"痛风石"又称痛风结节，是痛风的一种特征性损害，就是由于血尿酸增高致使尿酸盐结晶沉积于软组织，引起慢性炎症反应及纤维组织增生而形成的结节肿样物质，外观像石头。痛风石小的像芝麻，大的如鸡蛋，最常见于耳轮，亦多见于第一跖趾关节及指、腕、肘、膝关节等，少数患者可出现在鼻软骨、舌、声带、眼睑。此外，内脏也可发生痛风石，主要见于肾脏实质、输尿管、膀胱、主动脉、心瓣膜和心肌，有时甚至可见于肝脏、胆囊、胆道和胰腺等处。

痛风石的形成与高尿酸血症的程度以及持续时间密切相关。痛风发病年龄越小、病程越长、血尿酸水平越高、关节炎发作越频繁、治疗效果越差，就越容易出现痛风石。一般认为，痛风石多在痛风发病后 10 年左右出现。血尿酸在 540 μmol/L 以上时，5% 的患者可有痛风石形成。

痛风石最常沉积于关节内及其附近，受累关节可出现关节肿胀、僵硬、骨质侵蚀缺损以及周围组织的纤维化和变性。在关节附近容易磨损处的表皮菲薄，易破溃形成瘘管，可排出石膏样白色糊状物（实质为白色尿酸盐结晶）。瘘管周围组织呈慢性炎症性肉芽肿，不易愈合。不过，由于尿酸有抑菌作用，因此很少继发感染。同时，有研究显示，伴有痛风石的痛风患者，患心血管疾病的概率更高，并且因为心血管疾病的死亡率更高。可见，痛风患者身上长痛风石，不但有碍美观，还可能影响患者的生活质量，甚至威胁患者的生命。

误 10. 痛风石形成后就没办法消除了

? 认 知 误 区

痛风石就是身体里的尿酸形成的石头，怎么治疗都不会消除，就算吃降尿酸的药物也没有办法。

A+ 正解 与 忠告

众所周知，痛风石是尿酸盐长时间沉淀的结果，是痛风反复发作常年累积所致，坚硬如石头，一般在晚期痛风患者身上出现较多。痛风石的出现，意味着痛风病程已经很长，疾病也越发严重了。如果再继续放任痛风发展，痛风就要开始攻占人体的内脏器官了。

从高尿酸血症开始到发生痛风石，平均需要 10 年的时间。一般认为，血清尿酸值持续大于 535 μmol/L，一半以上的患者会罹患痛风结节。血清尿酸的浓度越高，持续时间越长，痛风石发生的概率也就越高。如果痛风石不断增大，覆盖在痛风石上的皮肤就因为绷紧而变得发亮、菲薄，一旦有外力摩擦，便容易发生破溃。溃烂时，无数细针状、石膏样的结晶物质就会从破溃的洞里暴露出来。由于痛风石破溃后往往不易愈合，尤其是位于足部的痛风石，因血液供应差及长期磨损愈合更慢，还可能导致活动障碍，甚至长期卧床，严重时甚至需要截肢治疗。

总体来说，消除痛风石主要是依靠药物进行降尿酸治疗，当尿酸长期保持在 $300\,\mu mol/L$ 以下时，痛风石中的尿酸结晶容易溶解，痛风石才可能消除。当然，通过降尿酸治疗消除痛风石并不是立竿见影的，一般需要的时间较长，患者一定要做好长期坚持的心理准备。

为什么痛风石不建议手术呢？手术很难完全清除尿酸结晶，且因为病变组织的供血一般都比较差，手术伤口很难愈合。除非痛风石发生在特别的位置或压迫了重要器官，否则不会考虑手术切除。

(误) 11. 痛风不会影响到颜值

(认知误区)

痛风就是急性关节疼，疼完就好了，不会引起外貌的变化，也不会影响个人形象。

正解与忠告

痛风确确实实会影响颜值。

　　患上痛风后，如果不能得到积极专业的治疗，会在患病过程中引起痛风石、痛风性关节炎，严重影响个人形象。

　　痛风石，也叫痛风结节，是尿酸盐结晶沉积于痛风患者身体内的软组织上而形成的。痛风石会引起身体组织的慢性炎症和纤维组织增生，进而形成结节肿大。痛风石会发生于痛风患者全身软组织的任意部位，常见于耳郭、鼻子、手指关节等处。在关节附近的骨骼中侵入骨质，进而形成骨骼畸形，或使骨质遭到损毁，最终造成患者关节等部位畸形。这种痛风石也会在关节附近的滑囊膜、腱鞘内部被发现。

　　痛风性关节炎是由于尿酸盐在患者的滑囊、软骨、关节囊和其他组织中沉积而引起病损及炎症反应，经过反复发作，会转为慢性痛风性关节炎，关节就会出现僵硬畸形，运动受限，影响外形。

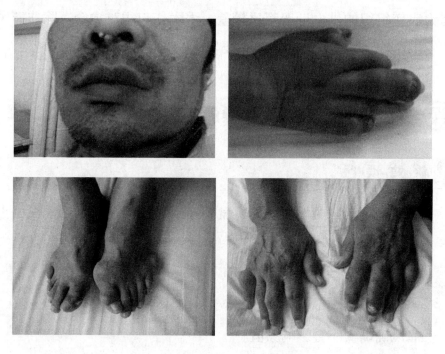

　　此外，痛风会引起痛风肾病。痛风肾病一般简称痛风肾，是高尿酸血症导致的肾损害。痛风肾的临床表现有尿酸结石、小分子尿、水肿、夜尿、高血压、血尿、尿酸升高及肾小管功能损害。痛风肾在我国北方地区多见，无明显的季节影响，肥胖、喜食肥肉的患者较容易发生此病。痛风肾病出现后，随着病程进展，会造成患者肾衰竭，使患者皮肤发黑、发黄、暗哑，还会引起患者的全身毛发枯槁，影响个人形象。

　　痛风引起的患者的外貌变化，进一步会使患者产生自卑心理，羞于与人交往，逃避正常社交。有自卑感的人轻视自己，认为自己不如别人，赶不上别人，进而造成性格上的缺陷，表现为对自己的能力、品质评价过低，同时伴有害羞、不安、内疚、忧郁、失望等特殊情绪。自卑的外在表现为不自信，在社交上不够大气。当一个患者因为外貌等各种原因形成自卑心理时，在生活中往往会从怀疑自己的能力到不能表现自己的能力，从怯于与人交往到孤独地自我封闭，本来经过努力可以达到的目标，也会被患者自我认知中的"我不行"影响而放弃追求。整天都认为"我不行"的人最终也真的变成了"就不行"的人。自卑会引起社交恐惧症。在痛风引起患者外貌变化的过程中，也会使患者伴有社交恐惧症，更会逐渐被大家远离，进而造成患者与社会脱节、自卑感更重的恶性循环。

　　值得注意的是，痛风患者通常体型偏胖，因此生活方式的改善也是痛风治疗的一部分，如果能听从医生的建议，管住嘴、迈开腿，随着体重的减轻、疾病的控制，颜值还会有所提升！

12. 痛风的预后比高血压、糖尿病好

❓ 认知误区

痛风与高血压和糖尿病相比就简单多了，不仅没有那么大危害，还可以根治。

正解与忠告

随着经济水平的提高和生活方式的转变，高尿酸血症和高血压、高血脂、高血糖一样，已经成为威胁人类健康的常见疾病，而这种疾病和生活习惯有很密切的关系。在生活中，我们提倡健康的生活方式、控制体重、限制烟酒等，并通过定期体检争取早期发现无症状高尿酸血症；对痛风发作的患者，应通过生活方式的干预和合理的治疗，减低痛风发作频率，并预防并发症的发生。

通过积极的预防和治疗，可以有效改善高尿酸血症及痛风患者的预后，提高其生活质量。可是，痛风对身体仍然有不容小觑的危害。根据学者们的研究，痛风产生的并发症中，居首位的是尿毒症，其次是缺血性心脏病、脑血管疾病，同时痛风也是心肌梗死、脑中风等疾病的重要危险因素，控制不佳会增加患者的不良预后。痛风性关节炎也会导致关节毁损、残疾以及功能障碍。一般来说，原发性痛风无并发症和伴随疾病者预后良好，当合并有心脑血管病及糖尿病等疾病时，患者预后的好坏取决于并发症的轻重程度。高尿酸血症发展为尿毒症时，死亡率会增加。

痛风患者如能得到早期积极的诊断及治疗，并坚持长期遵医嘱

用药及监测血尿酸水平，控制尿酸达标，大部分患者可以像正常人一样工作和生活。如果已经伴发了高血压、糖尿病等疾病，同样要接受有效的积极治疗，才能避免机体功能的进一步恶化而影响疾病的预后。对于原发性痛风患者，我们建议多食用低嘌呤的食物，如卷心菜、胡萝卜、芹菜、黄瓜等，避免饮酒及暴饮暴食；在慢性期适当加强体育锻炼，避免熬夜，有非常规律的作息习惯，积极控制尿酸的水平，可以有效减少痛风发作的次数，一般预后良好。如果患者的尿酸水平持续在 $600\,\mu mol/L$ 以上，且没有注意健康的生活方式，就会造成痛风频繁发作，从而导致肾脏结石、肾衰竭等严重疾病，预后较差。

误 13. 痛风不会累及肾脏

❓ 认知误区

老李最近因为肾功不好而住院，被诊断为痛风肾。他很纳闷：听别人说痛风影响的主要是关节，和肾脏应该没有什么关系呀？

A+ 正解与忠告

痛风早期最典型、也最常见的临床表现是急性关节炎发作，因此大家往往只关注关节的症状，而忽视了潜藏在痛风患者身上的另一个更加危险的"健康杀手"，那就是肾脏疾病。

在生理状态下，血中的尿酸主要由肾脏排泄，大概占据了尿酸总量的 2/3~3/4，其余小部分由肠道排出。血中持续的高尿酸一旦超过了血尿酸的饱和度后，容易形成尿酸盐结晶而析出，在肾小管及肾间质沉积，甚至形成泌尿系结石，破坏肾小管上皮细胞，并趋化炎症因子，引起肾脏组织发生炎症反应。如果尿酸盐结晶析出并沉积在肾脏集合管、肾盂或输尿管，就会阻塞尿排出，导致尿潴留而引起肾病。当肾功能受损后，血尿酸排泄减少，又进一步加重了高尿酸血症，二者互相影响，形成恶性循环，最终导致肾衰竭。

痛风性肾病在欧美国家的发病率约为 0.3%，根据欧洲透析移植协会的报道，终末期肾衰由痛风所致者占 0.6%~1.0%。血尿酸每升高 60μmol/L，急性肾衰的风险增加 74%。近年来，随着人们生活习惯的改变，尤其是饮食结构的调整，蛋白及富含嘌呤成分的食物摄入量大大增加，痛风发病率明显增高。在病程较长的痛风患者中，约 1/3 有肾脏损害。由于痛风肾病得不到足够的重视，多在不知不觉中发病，而且进展很缓慢，常经历 10~20 年才最终导致肾衰。还有约 20% 的患者并发尿酸性肾结石，可出现肾绞痛、血尿或从尿中排出尿酸石的症状。据统计，我国肾结石的患者中 5.1% 为尿酸性肾结石。

痛风性肾病的早期临床表现可有显著的高血压和氮质血症，有 25% 的患者在病程中会合并尿路感染。病程中期，痛风性肾病患者的尿常规检查已有明显改变，蛋白尿常为持续性，可有红细胞或管型，患者可出现轻度浮肿及低蛋白血症。部分患者可有血压高、腰酸、乏力、头晕、头痛等症状。肾功能检查可发现轻至中度肾功能减退，但血中尿素氮与肌酐尚不会有明显升高。到了晚期，痛风性肾病患者浮肿、高血压、低蛋白血症等表现更加明显且严重，并可合并中至重度贫血。随着病情进展，肾功能不全进一步加重，尿量逐渐减少，尿素氮、肌酐进行性升高，出现明显的氮质血症，最终进展为尿毒症、肾衰竭，只能依靠透析维持生命。

综上所述，肾脏是尿酸排泄最主要的渠道，它既会因影响尿酸的排泄而影响对血尿酸水平的控制，又会因血尿酸持续升高而受到损害，二者互为因果，并且肾脏受累比关节破坏更能直接危害患者的生命安全。因此，重视痛风的治疗，需要同时关注关节症状和肾脏功能。

(误) 14. 如果痛风影响到肾脏，就不能再用降尿酸药物，因为药物会伤肾

？ 认知误区。

在日常的诊疗活动中，经常碰到已经发展为肾脏疾病的痛风患者，他们对于尿酸的控制不再像以往那样重视，心里想反正已经影响到肾脏，就不用管尿酸了，控制尿酸的药也就不用再吃了。

A+ 正解与忠告。

降尿酸是一个需要长期坚持的事情，而非一时之事。如果抱有"痛风已经影响到肾脏，再管也没用了"这种消极心态，就好像一个堤坝被冲开了口子，一般人就认为已经冲开了，就不用管堤坝了。其实殊不知，如果能重新控制开口大小，进而补上口子，不让洪水继续进入，对患者的健康，包括对肾脏本身有百利而无一害。只是在选择降尿酸的药物时，要注意避免使用加重肾脏负担，可能使肾功进一步恶化的药物，比如促进尿酸排泄的药物。

（1）降尿酸的直接好处

1）有效减少痛风的发作次数，进而提高生活质量。对于高尿酸血症患者来说，一旦发现自己得了这个病，就很注意控制尿酸。但是如果发现已经影响到肾脏了，就想着反正都这样了，不用管了。并且控制尿酸的药物通常价格较贵，对患者来说经济上也有一定的负担。然而，等尿酸高起来，又容易引起痛风性关节炎的再次发作，极大地影响生活质量。人体血液中尿酸析出变成结晶的临界值是 $420\,\mu mol/L$，只要将尿酸控制在 $360\,\mu mol/L$ 左右就能够避免结晶析出，从而减少痛风的发作次数及频率。

2）加快痛风石的溶解，提高关节功能。尿酸控制不佳，在人体血液中一直偏高，就会形成痛风石。影响严重的情况是关节功能退变，进而在肾脏等器官形成痛风石，损伤内脏的功能，表现轻微的情况也会造成人体美观度下降。痛风石的形成就像溶洞中的钟乳石，形成缓慢，消解也很缓慢，只有血液中尿酸水平长期控制在 $300\,\mu mol/L$ 以下时，才能达到溶解结石的目的。所以，控制尿酸，能加快痛风石的溶解，进而改善对患者日常生活的不良影响。

（2）降尿酸的间接好处

1）降低尿酸，会提高心脑血管病及高血压病的治疗效果。过量的尿酸盐在血液中可以破坏血管内皮细胞，从而加速冠心病、脑血管病的病程进展，还能激活血小板，增加血栓的形成。还有，尿酸盐沉积、附着在血管壁上，损伤动脉内膜，会诱发和加重高血压。并且血液中尿酸水平越高，高血压的程度可能也越重。特别重要的一点是，高尿酸血症还会增加心脑血管病及高血压患者的死亡率。所以，降低尿酸，有利于改善心脑血管病及高血压的远期预后。

2）降低尿酸，可以降低痛风患者发生糖尿病的概率。高尿酸可以诱发糖尿病的发生，加重糖尿病的症状。因为尿酸水平与空腹胰岛素水平在升高曲线上呈正相关。简单来说，高尿酸让人体对胰岛素不敏感了，为了降低血糖水平，人体产出胰岛素的细胞拼命分泌胰岛素以降低血糖，最终，把细胞"累死"了，进而造成人体不再产生新的胰岛素或者产量明显减少，然后就变成糖尿病了。而且在临床观察中，痛风患者多数体型偏胖，本身可能就存在胰岛素抵抗，加上高尿酸，更是雪上加霜。

误 15. 痛风和肥胖无关

？ 认知误区

肥胖不会引起痛风，痛风也不会导致肥胖，痛风治疗的目标主要是降尿酸，减不减体重不重要。

正解与忠告

肥胖，尤其是腹型肥胖与高尿酸、痛风关系密切。早在 20 世纪 50 年代，就有研究发现男性肥胖可作为糖尿病、高血压、动脉粥样硬化、痛风等疾病的预测因子。一项著名的心血管疾病风险研究显示，男性体重每增加 30%，血清尿酸含量增加 1.0mg/dL，女性体重每增加 50%，血清尿酸含量增加 0.8mg/dL。近几年来北京、重庆、浙江、长沙、新疆、山东沿海等地也对肥胖和高尿酸血症的关系开展了广泛的研究，结果均显示肥胖是高尿酸血症的危险因素。在上述地区，高尿酸血症人群中肥胖患者所占比例不同，介于15%~55%。

肥胖为什么会引起血尿酸水平升高呢？尿酸是人体嘌呤核苷酸的终末代谢产物，80%为内源性，主要来自机体自身代谢过程中核蛋白等物质的分解；20%为外源性，主要来自食物补充。肥胖患者因为食量增加，摄入体内的核酸总量增加，导致外源性尿酸合成增加，内脏脂肪增加。

内脏脂肪具有较强的脂肪生成与脂解作用，产生大量的游离脂肪酸（FFA），过多的FFA将导致和加重肝细胞的胰岛素抵抗，进而通过对体内一系列参与代谢调节的酶活性及信号传导通路产生影响，导致尿酸的合成增加。

另外，肥胖可以使尿酸从肾脏排泄减少。一方面，肥胖常伴发胰岛素抵抗、高胰岛素血症，高胰岛素血症可导致肾小管对钠的重吸收增加，使与之共同转运的尿酸的重吸收也增加，排泄减少。部分肥胖患者会出现肥胖相关性肾病，可能与内脏性肥胖的直接压迫作用、血流动力学改变和高脂血症等有一定关系，长期作用会促进肾小球损害，甚至肾小球硬化，使肾脏对尿酸的排泄能力进一步下降，引起血尿酸增加。

研究还发现，脂肪细胞还可以分泌瘦素、抵抗素等多种内分泌激素及白细胞介素-6、肿瘤坏死因子a等多种脂肪细胞因子，影响尿酸的代谢，促进高尿酸血症的发生。因此，国内外痛风管理指南及专家共识都提出，减轻体重特别是减小腹围是非药物治疗降低尿酸水平的有效方法。

16. 痛风和糖尿病无关

认知误区

高尿酸血症和痛风都对糖代谢没有任何影响，不会增加糖尿病的患病风险。

正解与忠告

痛风和糖尿病同属代谢性疾病，高尿酸血症（HUA）与 2 型糖尿病（T2DM）有许多共同之处。人体血尿酸水平和血糖一样随年龄增加有升高的倾向，二者之间有着密切联系。

研究显示，糖尿病患者 HUA 检出率增高，糖尿病患者比非糖尿病者更易发展为 HUA。国内的一组临床数据显示，普通人群高尿酸血症的患病率是 8.6%~21.6%，而 2 型糖尿病患者中高尿酸血症的患病率增加了 2 倍。另外，高尿酸血症患者伴发 T2DM 的概率明显高于血尿酸正常者，血尿酸水平增高不仅会增加 2 型糖尿病的患病风险，而且是非糖尿病人群未来发生 2 型糖尿病的独立危险因素。

著名的美国心血管疾病风险前瞻性研究显示，HUA 会增加 T2DM 的发生率。血尿酸每升高 1mg/dL，原代群体和子代群体发生 T2DM 的危险性分别增加 20% 和 15%。这种相关性不受性别影响，并且独立于其他已知的 T2DM 危险因素，如年龄、体重指数、酗酒、吸烟、体力活动水平、高血压、血糖、胆固醇、肌酐和甘油三酯水平。提示血尿酸水平高的个体（包括青年人）在排除其他危险因素后发生 T2DM 的风险升高。HUA 参与 T2DM 发生的确切机制目前尚未完全阐明。慢性炎性反应和胰岛素抵抗参与了 T2DM 的发病机制，而 HUA 可能通过这两个主要方面参与 T2DM 的发生。

HUA 还会增加糖尿病并发症发生的风险。糖尿病肾病是 T2DM 的严重并发症，糖尿病肾病的终末期为尿毒症，是导致糖尿病患者死亡的原因之一。HUA 通过加重糖尿病患者体内炎症反应，影响肾脏微循环从而导致肾脏病变的发生和进展，是糖尿病肾病进展和恶化的重要预测因子。而糖尿病肾病又反过来加重高尿酸血症。

除了对糖尿病肾病等糖尿病微血管病变的影响，HUA 还会增加糖尿病大血管病变的发生风险，尤其是在老年 2 型糖尿病患者中，血尿酸水平的增长与冠状动脉疾病如冠心病明显相关。而大血管病变是导致 2 型糖尿病患者死亡的主要原因，因此相关指南推荐，对于糖代谢异常患者血尿酸 > 480 μmol/L，即使没有痛风性关节炎，也应立即使用降尿酸药物治疗。

现有的临床资料没有显示降糖药物对血尿酸水平具有不良影响。磺脲类药物可促进尿酸的排出，α - 糖苷酶抑制剂阿卡波糖可减轻因蔗糖分解导致的血尿酸水平升高，噻唑烷二酮类药物可能通过减轻胰岛素抵抗而降低血尿酸水平，达格列净、卡格列净等钠葡萄糖协同转运蛋白 2（SGLT-2）抑制剂能降低血尿酸水平。

误 17. 痛风与高血压无关

认知误区

血尿酸升高、痛风和高血压没有关系，选择药物治疗时不必考虑有没有合并高血压。

正解与忠告

多个流行病学研究证实,血尿酸是高血压发病的独立危险因素,是高血压发病、长期血压变化及预后的独立预测因子。血尿酸水平每增加 60 μmol/L,高血压发生的风险增加 15%~23%。20%~50% 的痛风患者有高血压,而 30% 的高血压患者有高尿酸血症。由此可见,高血压与痛风可相互影响、互为因果。

痛风、高尿酸血症引起高血压的机制主要包括血清高尿酸水平可刺激肾素分泌,激活肾素 – 血管紧张素,抑制一氧化氮合酶 I,引发动脉平滑肌细胞增殖而导致高血压。尿酸还可激活血小板 5– 羟色胺等血管活性物质并使其释放增多,破坏血管内皮细胞而加速脂质沉积。同时,血尿酸增高还可促进低密度脂蛋白的氧化和脂质过氧化,促使氧自由基产生增加,并促进血小板的黏附和聚集。尿酸在血液中的物理溶解度很低,当发生高尿酸血症时,尿酸盐微结晶容易析出而沉积于血管壁,直接损伤血管内膜,引起内膜炎症反应,触发动脉粥样硬化。高尿酸通过胰岛素抵抗而致血循环中内皮素增高,而内皮素又可致血管内皮功能改变,外周阻力增加。长期尿酸升高可以损伤肾脏,导致痛风性肾病,进一步使血压升高。

另外,高血压也可以影响血尿酸的水平。高血压容易造成肾脏微血管损伤,导致肾小球纤维化,肾小管排泌尿酸盐减少,血尿酸水平升高。高血压患者如发生高尿酸血症,其血尿酸水平和肾血流动力学有关,能反映高血压引起的肾血管损害的程度,并可作为肾硬化的一个血流动力学指标。病程越长,尿酸越高,病情越重,肾血流损害越重。

痛风患者常同时合并高血压，因此在治疗痛风的同时，需要服用降压药物。一些降压药物会影响尿酸的生成和排泄，导致人体内尿酸浓度升高，从而诱发或加重痛风和高尿酸血症。利尿剂是常用的降压药，几乎所有的利尿剂都可以导致高尿酸血症，以袢利尿剂和噻嗪类利尿剂等排钾利尿剂最常见，如氢氯噻嗪。利尿剂主要通过抑制肾脏对尿酸盐的排泌引起血尿酸升高。对于痛风合并高血压的患者，应优先考虑利尿剂以外的降压药物。氯沙坦钾具有促尿酸排泄的作用，并可通过降低血尿酸水平使心血管事件减少 13% ~29%。氨氯地平是具有促尿酸排泄作用的二氢吡啶类钙拮抗剂，推荐用于合并缺血性卒中的高血压患者。

误 18. 高尿酸血症和痛风与代谢综合征无关

❓ 认 知 误 区

高尿酸血症和痛风主要引起关节病，属外科范畴，因此和代谢综合征没有关系。

A⁺ 正解 与 忠告

要了解高尿酸血症和代谢综合征的关系，首先需要了解什么是代谢综合征。代谢综合征是指肥胖（尤其是中心性肥胖）、血脂紊乱（甘油三酯增高、高密度脂蛋白降低）、高血压、高血糖等动脉粥样硬化危险因子集聚的综合征，其共同基础一般认为是胰岛素抵抗。代谢综合征的诊断标准在国际上尚未统一，多数标准中代谢成分异常包括：①中心性肥胖或超重；②血脂异常：主要为高甘油三酯（TG）血症和／或高密度脂蛋白胆固醇（HDL-C）低下；③高血压；④胰岛素抵抗和／或葡萄糖耐量异常、糖尿病。有些标准中还包括高尿酸血症、微量白蛋白尿、促炎症状态（C- 反应蛋白增高）及促血栓状态（纤维蛋白原增高和纤溶酶原抑制物 –1 增高）等。

据资料初步显示，我国代谢综合征患病率已高达 14%~18%。而与代谢综合征密切相关的高尿酸血症患病率也在迅速升高，尤其是在发达国家更为明显，并且患病率随着年龄增加而升高。随着我国人民生活水平的提高，高尿酸血症的患病率已超过 10%。

对于代谢综合征患者来说，有多种危险因素聚集者其临床不良的危险大于仅有一种危险因素患者，而且其效应不是简单相加，而是协同作用。代谢综合征患者发生冠心病及其他心血管疾病的危险明显增加。流行病学研究发现，代谢综合征可预测新发冠心病总数的 25% 左右，还会加速冠心病和其他动脉粥样硬化性血管病的发生、发展和死亡危险。

高尿酸血症和代谢综合征的多种组成成分，包括肥胖、高血压、血脂异常、糖尿病等密切相关，相互影响，二者往往聚集性地出现在同一个体。血脂异常为代谢综合征必备指标，特点为血浆 TG 升高，HDL-C 低下，LDL-C 正常或轻中度升高。

血脂异常会增加动脉粥样硬化及心血管病的危险。痛风患者中高 TG 血症常见且常伴有低 HDL-C。国外资料显示，痛风合并高脂血症者为 25%，血尿酸与 TG 呈显著正相关，TG 与血尿酸呈独立的相关性，TG 是引起血尿酸水平升高的独立危险因素。早在 1975 年，有学者证实在人类动脉粥样硬化斑块中含有较高的尿酸，说明尿酸在动脉粥样硬化形成中有直接作用，血尿酸是动脉粥样硬化的危险因素。

大量临床及流行病学研究资料均显示，尿酸是冠心病发病的危险因子。血清尿酸水平与冠心病的发生相关。血清尿酸升高在冠心病的发生发展及预后中起到一定的作用，也是影响慢性心力衰竭患者预后的一项独立预测指标。研究发现，尿酸水平 $\geq 309\,\mu mol/L$ 者，5 年内因心血管病死亡或发生冠心病主要临床事件增加 3.5 倍，血尿酸水平升高是动脉粥样硬化病变发展的重要因素，并参与其并发症的发生。

炎症是动脉粥样硬化的特征之一，而尿酸盐结晶可以诱发炎症反应，并且高尿酸血症通过胰岛素的抵抗状态，可致血循环中的内皮素增高，诱发和加重动脉粥样硬化性心脏病的发生。近几年的研究证明，有 50%~80% 的高尿酸血症患者血脂升高，尿酸在血中的含量与 TG 呈正相关，同时 HDL-C 有所下降，这些变化都可成为动脉硬化性疾病发病的原因。

高尿酸血症引发动脉硬化的机制可能还有，尿酸可促进血小板凝集和血栓形成，血小板释放细胞因子可使血管平滑肌细胞增殖等。Bickel 等对 1017 例血管造影术证实的冠心病患者的尿酸及传统的危险因子进行检查并随访，证实尿酸水平升高是整体死亡率的一个独立、显著的阳性相关因素，是影响冠心病患者病死率的独立预警因子。

目前认为尿酸能通过一系列反应生成自由基，促进脂蛋白的氧化，介导多种氧化前体对血管内皮的损伤。体内外研究发现，尿酸可能是通过抑制血管内膜修复，降低一氧化氮生成而损伤内皮功能；可溶性尿酸还能导致血管平滑肌细胞增殖。尿酸还可通过增加化学因子、细胞因子的表达，增加肾素－血管紧张素系统活性，增加血管壁 C 反应蛋白表达等多种机制导致高血压和动脉粥样硬化的发生。

(误) 19. 痛风不会引起骨质疏松

❓ 认知误区

痛风主要表现为局部关节肿痛，和骨质疏松没什么关系。

A+ 正解与忠告

骨质疏松症是指正常矿化骨每单位容积（密度）中骨质总量的减少，即骨质缺少伴有骨钙和骨基质的平行减少，骨质吸收速度大于骨形成。痛风性关节炎会对关节局部的骨质和关节附属组织造成损害，就是我们通常说的痛风性关节炎。痛风患者发生骨质疏松一般与以下几种原因有关：

（1）随着年龄的增长和钙质的流失，发生老年性骨质疏松的可能性随着衰老而增加。而痛风这种疾病一般常见于老年人，又是一种对骨骼有侵害的疾病，痛风患者中骨质疏松的发生率自然比正常人更高一些。

（2）痛风经常会造成肾脏的损害，使肾脏合成双羟维生素 D 的能力下降，从而影响肠道钙的吸收，使血钙下降。

（3）痛风患者如果伴有关节炎可导致关节畸形和活动障碍，使活动受到严重的影响，而活动的减少则可能造成失用性骨质疏松。对于这种骨质疏松，一旦痛风性关节炎得到控制，恢复正常的体力活动，就可逐渐复原。相对来说，这种骨质疏松与前两种相比，较容易纠正。

（4）痛风患者患病关节的骨骼也可能发生骨质疏松。与全身性骨质疏松不同的是，这种局限性骨质疏松是由于患病关节活动受限和炎性反应引起局部骨骼血液循环不良及营养障碍而产生的，经过积极治疗痛风原发病，预后良好。

痛风患者出现哪些症状时需警惕骨质疏松呢？

（1）疼痛　以腰背痛多见，疼痛沿脊柱向两侧扩散，仰卧或坐位时疼痛减轻，直立时后伸或久立、久坐时疼痛加剧，白天疼痛轻，夜间症状加重，弯腰、肌肉运动、咳嗽、大便用力时加重，天气变化或吹风、吹空调后症状明显。

（2）驼背　多出现在疼痛之后，脊椎椎体前部多由松质骨组成，是身体的支柱，负重量大，容易压缩变形，使脊椎前倾，背曲加剧，形成驼背。骨折是痛风患者出现骨质疏松之后最严重的并发症。

（3）呼吸功能下降　脊椎后弯，胸廓畸形，可使肺活量和最大换气量显著减少，患者往往可出现胸闷、气短、呼吸困难等症状。

无论是哪种原因造成的骨质疏松，都容易引起骨折。因此，合并骨质疏松的痛风患者，尤其是年龄较大的患者，更应该自我保护，尽量避免跌倒和碰撞，并积极配合痛风的治疗，同时给予抗骨质疏松治疗。

20.痛风不会影响男性性功能

认知误区

痛风是一种由于高尿酸血症而表现在关节上的病，虽说也能累及肾脏，但不会影响内分泌系统，当然也不会影响男性性功能。

正解与忠告

最新的专家共识告诉我们，高尿酸血症（HUA）的发病率正在逐年升高，同时呈现年轻化的总体趋势。2010 年江苏农村高尿酸血症患病率达 11.9%，2011 年成都高尿酸血症患病率为 16.29%，2014 年北京昌平南口镇农村高尿酸血症患病率为 17.22%，2015 年广东东莞市高尿酸血症发病率为 25.11%。近年来，沿海和经济发达地区高尿酸血症的患病率在 20% 以上，已经达到或接近欧美发达国家水平。

普遍认为，HUA 除了引起痛风发生与复发，还是多种心血管疾病发生发展的危险因素。有研究表明，HUA 在心血管疾病（CVD）患者中发病率较高，HUA 患者的 CVD 危险性更高。研究显示，血尿酸水平较高者，更容易发生血管炎性病变，血管斑块的脂质体积所占的百分比也越大。

我们知道，男性勃起的正常生理过程是毛细血管网充血的过程。多项研究表明，血管疾病被认为是男性性功能障碍（ED）最常见的病因之一，ED 可能是一种潜在的血管疾病的表现。心血管疾病发病隐匿，不易被察觉，而勃起功能障碍容易被察觉，因此 ED 也被视为心血管疾病的预警信号，尽早诊断对于心血管等相关疾病的早期发现、早期治疗有十分重要的作用。但因受传统思想的影响，中国人认为得了 ED 有损男子汉气概和男性自尊，患者出现症状后不及时行医，错失了早期诊断的机会。事实上，ED 发病率逐年增加的同时也呈现出年轻化的趋势。有研究表明，在现实生活中寻求治疗 ED 的人中，有 1/4 的人年龄 ≤ 39 岁；年龄 ≤ 39 岁的男性中，有近 1/4 的人可能患 ED。而就作者所在门诊的就诊数据显示，因 ED 就诊的患者中有超过一半的人年龄 ≤ 39 岁。

因此可以看出，ED 是一种很普遍、很常见的疾病。性刺激后，如果出现不能勃起、勃起困难、勃起无力、不够坚挺以及性生活不能满足等症状时，应该放下偏见和误解，及时就诊。国际勃起功能问卷 –5（IIEF–5）是 ED 初步诊断的重要工具之一，协助血管彩超、血液检查等可以对 ED 进行确诊及分型。通过评估男性勃起功能，可以在一定程度上反映机体的血管功能。因此，在高尿酸血症人群中评估勃起功能是一项重要的健康管理工作，有利于医生对患者进行进一步的治疗和患者教育。

当然，目前国内外都没有相关研究直接表明痛风本身会对男性性功能产生何种影响，但是很多痛风患者在患病后感到性欲下降，主要是以下原因造成的：①除了痛风以外，可能同时患有糖尿病、高血脂、高血压等疾病，这类疾病会对性功能产生一定的影响；②肾脏受到损害: 痛风发展到后期会对肾脏造成损害,从而阻塞前列腺,进而影响性能力。

21. 痛风不是风湿病

❓ 认知误区

老张在一次朋友聚会上喝了不少酒，晚上脚趾就疼了，家里人都说是痛风，第二天到医院挂了骨科医生的号看病。医生也诊断是痛风，但却将他转诊到了风湿科。老张很奇怪，关节都疼了难道不该看骨科医生吗？痛风性关节炎又不是风湿病。

A+ 正解与忠告

痛风是风湿病，而且是最早被认识的风湿病。急性痛风性关节炎是各种关节炎的原型。风湿病是指一切侵犯骨骼、肌肉、韧带、关节等结缔组织的疾病，最常见的症状就是疼痛，可以由各种病因引起。现在人们认识到大多风湿病的发生与自身免疫有关，所以现在对该病最规范的称谓是"风湿免疫病"。而痛风是嘌呤代谢障碍所致的风湿病。痛风最常见的临床表现就是发作性的急性关节炎，表现为红、肿、热、痛、功能障碍，患病者又多为男性，古代患者也多是达官显贵，所以引起了更多关注，是最早描述的风湿病。此后，人们才逐渐认识了类风湿性关节炎、脊柱关节炎、骨关节炎等风湿病。

❌ 22. 痛风发作时只需要做血尿酸检测

❓ 认知误区

痛风发作时只需要化验血，看看尿酸高不高来帮助诊断就行，医生开的血糖、血脂、超声等其他检查都是多余的。

正解 与 忠告

痛风给患者的身体和生活带来了很大的危害，血尿酸增高有助于痛风的诊断，但不是所有的痛风患者发作时血尿酸都会升高，也并不是血尿酸升高就一定是痛风。在诊断及制订个体化治疗方案前需要做以下检查确诊：

（1）血——血常规、肾功能（含血尿酸）、血脂及血糖　血常规是最基本的血液检查，可以帮助医生了解患者最基本的健康状态，也可以帮助鉴别、排除一些其他疾病，如感染、肿瘤、慢性肾衰竭等，并且可以指导用药。

男性血尿酸值超过 7mg/dL（420 μmol/L），女性超过 6mg/dL（360 μmol/L）为高尿酸血症。在原发性高尿酸血症的人群中，有 5%~12% 的患者会发展为痛风。肾功能中的肌酐和尿素氮水平反映了肾功能情况，可以帮助鉴别痛风的原因，也对降尿酸药物的选择有帮助。考虑到痛风、高尿酸血症都是与代谢有关的疾病，对于存在糖脂代谢异常者，给予积极的降糖、降脂治疗对于痛风、高尿酸血症的控制大有益处。

（2）尿——尿常规、24 小时尿尿酸　患者的尿常规检查有助于了解痛风病情及并发症，比如尿 pH，几乎所有未经治疗的痛风患者的尿液 pH 都 < 5.5。当尿 pH < 5.0 时，50% 的痛风患者均合并肾结石，经治疗后尿液 pH 维持在 6.2~6.8 最合适。测定 24 小时尿尿酸含量是帮助判断尿酸高是由排泄减少还是由产生过多所造成的重要手段，同时具有指导治疗的作用。在摄取低嘌呤饮食 5 天后，

若 24 小时尿尿酸排泄少于 600mg（3.6mmol）则定义为尿酸排泄减少型，24 小时尿尿酸排泄超过 800mg（4.8mmol）定为尿酸产生过多型。如果体内尿酸生成增加，服用抑制尿酸生成的降尿酸药（别嘌醇）是最佳选择；如果 24 小时尿尿酸量较低，说明肾小管近端重吸收过多或分泌功能下降，此时首选促进尿酸排泄药（苯溴马隆等）为宜。

（3）关节液——尿酸盐晶体　在偏振光显微镜下关节液中可见到表现为负性双折光的针状或杆状的单钠尿酸盐晶体。急性发作期，可见于关节滑液中的白细胞内、外，也可见于痛风石的抽吸物中；发作间歇期，可见于曾受累关节的滑液中。

（4）影像学——X 线、关节超声　①早期：X 线仅见受累关节周围非对称性软组织肿胀，无明显骨质破坏；②中期：关节旁软组织肿胀进一步明显，关节间隙可出现变窄，关节面穿凿样骨质或小囊状破坏缺损，临近骨皮质出现不规则缺损，缺损边缘锐利、翘起，呈所谓的"悬挂边缘症"，为本病较特殊的 X 线表现；③晚期：软组织肿胀增大，痛风石密度更高，呈准条片状钙化。骨和关节广泛破坏，相互融合成蜂窝状，关节间隙明显变窄，甚至出现关节强直畸形、半脱位或脱位。

对临床表现不典型的痛风疑似患者，可考虑使用关节超声检查辅助诊断。痛风性关节炎在超声下的特征性表现有双轨征、痛风石和骨侵蚀等。除此之外，相对 X 线而言还可以看到关节积液、滑膜增生以及痛风关节旁的一些改变，比如腱鞘炎、软组织炎、滑囊炎等。

23. 痛风患者不需要查血常规

认知误区

　　血常规项目里不包含血尿酸检测，所以痛风患者根本没有必要查血常规。

正解与忠告

　　血常规是最基本的血液检查，可以帮助医生了解患者最基本的健康状态，也可以帮助鉴别、排除一些其他疾病，如感染、肿瘤、慢性肾衰竭等，并且可以指导用药。

　　血常规里确实没有尿酸这个指标，但是检查血常规对于痛风患者还是很有必要的。比如，痛风急性发作时可见外周白细胞计数逐渐升高，一般为（10~20）×10^9/L，超过 20×10^9/L 的较少，中性白细胞的百分比相应会升高。痛风累及肾脏致使肾功能异常的患者，还有可能伴随有轻度或中度贫血，表现为血红蛋白降低的正色素正细胞。

　　痛风患者在复诊过程中也应该复查血常规，以此来了解痛风治疗过程中药物的副作用，如秋水仙碱、非甾体消炎止痛药、别嘌醇、非布司他、苯溴马隆等都有可能引起血液系统的不良反应。如果痛风患者发现白细胞低于 3×10^9/L，就要慎重应用秋水仙碱等治疗药物了。

24. 痛风患者不需要查尿常规

❓认知误区

痛风的确诊主要靠血尿酸值，因此只要抽血检查就可以了，根本没有必要查尿常规。

正解与忠告

尿常规检查有助于了解患者的痛风病情及并发症，指导痛风的治疗。尿常规检测一般包括尿的酸碱度（pH）、尿比重（SG）、蛋白质（PRO）、红细胞（RBC）、隐血（BLD）、白细胞（WBC）、葡萄糖（GLU）、酮体（KET）、亚硝酸盐（NIT）、胆红素（BIL）、尿胆原（URO）等项目。与痛风患者关系较密切的主要有以下几个项目：

（1）尿 pH　正常人尿 pH 为 6.5 左右，呈微酸性，几乎所有未经治疗的痛风患者的尿液 pH 都＜5.5。试验显示，当尿 pH＝4.75 时，91% 以上的尿酸结合成尿酸盐，沉积在肾脏，损害肾实质或形成结石。当尿 pH 为 6.75 时，90% 的尿酸呈游离状态随尿排出体外。所以，一般痛风患者需要碱化尿液，比如口服碳酸氢钠增加尿酸盐溶解度，以促进尿酸排泄，经治疗后尿液 pH 维持在 6.2~6.8 最合适。

（2）尿 SG　尿 SG 的正常值为 1.015~1.025。痛风患者尿 SG 升高，患者可能合并尿酸性肾功能不全或伴发糖尿病肾病或高血压性肾病，应进一步检查肌酐清除率、肾动态显像、血糖等项目。如尿 SG＜1.015，说明肾脏的浓缩功能下降，常见于痛风合并肾功能严重损伤时。

（3）尿 PRO 尿 PRO 有定性和定量两项，正常定性应为阴性，定量尿 PRO < 150mg/L。当尿 PRO 呈阳性和 PRO > 150mg/L 时，应考虑肾脏病变，病变可能是痛风所致，也可能是由于伴发病（高血压、糖尿病、多发性骨髓瘤等）引起肾小球发生较重的病理性改变，使分子量较小的蛋白质漏出增多所致。

（4）尿 RBC 和 BLD 两项的正常结果都应该是阴性，如果二者呈阳性，对于痛风患者考虑可能合并肾结石。文献显示，痛风患者合并肾结石的高达 26%。因为结石多是由尿酸盐构成，而 X 线上结石多不显影。选择 B 超检查，发现结石的阳性率较高。

（5）尿 WBC 正常为阴性。如果尿中出现较多的 WBC，是痛风合并泌尿或生殖系统感染的征兆。

（6）GLU 和 KET 正常情况下，二者均为阴性。尿 GLU 阳性，提示痛风伴发糖尿病的可能性大，可进一步做空腹和餐后血糖及糖化血红蛋白等血生化检测。如果其中一项或一项以上明显超过规定的标准，可确诊糖尿病。KET 阳性多见于糖尿病酮症酸中毒，服双胍类降糖药的人也会偶尔出现 KET 阳性。

（7）URO 和 BIL 此两项是鉴别黄疸类型的指标，痛风患者不常用。

尿常规的检测对于痛风患者来说具有十分重要的意义，在病情的观察和指导用药上也有不可低估的作用，应引起临床医生的重视。可以通过尿常规检测结果，综合分析患者的各项生命体征，预测病情的发展方向，为患者提供行之有效的治疗方案，给患者营造一个科学的治疗环境！

25.尿中尿酸高了就是痛风

认知误区

　　尿酸，顾名思义和尿有关，因此要化验尿来检查尿酸水平，尿中尿酸高了就是痛风。

正解与忠告

　　嘌呤是身体内存在的一种物质，在机体能量供应、代谢调节等方面起着十分重要的作用，而嘌呤在人体内代谢的最终产物就是尿酸，尿酸主要由肾脏经尿液排泄（2/3 以上），小部分由肠道排出，或在肠道内被细菌分解。正常人每天产生的尿酸量与排泄的尿酸量维持在平衡状态，此时血尿酸的值保持稳定。如果机体产生的尿酸过多，或肾脏排泄尿酸的能力下降，则可产生高尿酸血症。所以，我们通常所说的高尿酸指的是血中尿酸水平增高。

　　其实，大部分痛风和高尿酸血症患者的尿尿酸排出总量并不高，因此，做尿尿酸的检测并非是针对痛风的诊断而设计的。临床上检测尿中尿酸是为了了解尿酸排泄的情况，对高尿酸血症和痛风的临床分型（是生成增多型还是排泄减少型）十分重要，可帮助医生判断是选抑制尿酸生成药，还是选促进尿酸排泄药。对于有泌尿系结石的患者，查尿尿酸还有助于鉴别尿路结石是否为尿尿酸增高引起的。

　　尿尿酸如何测定呢？临床工作中大多采用 24 小时尿尿酸定量法。在摄取低嘌呤饮食 5 天后，若 24 小时尿尿酸排泄少于 600mg

（3.6mmol）则定义为尿酸排泄减少型，24小时尿尿酸排泄超过800mg（4.8mmol）定义为尿酸产生过多型。也有学者建议采用尿酸排泄分数来分型。按下列公式计算尿酸排泄分数（FEUA），FEUA＝（血肌酐×24小时尿尿酸）/（血尿酸×24小时尿肌酐），以百分数表示。根据尿酸排泄分数结果将高尿酸血症和痛风分为三型：排泄减少型（FEUA＜7%）、混合型（7%≤FEUA≤12%）及生成增多型（FEUA＞12%）。该指标更能反映肾脏排泄尿酸的情况。

尿尿酸升高的临床意义：

（1）尿尿酸增多的常见原因　①痛风；②组织大量破坏，核蛋白分解过度，如肺炎、子痫等，此时患者血尿酸、尿尿酸均增加；③肾小管重吸收障碍，如Fanconi综合征、肝豆状核变性，使用ACTH与肾上腺皮质激素等，此时患者血尿酸减少而尿尿酸增多；④核蛋白代谢增强，如粒细胞性白血病、骨髓细胞增生不良、溶血性贫血、恶性贫血、淋巴瘤及甲状腺功能减退等。

（2）尿尿酸减少的常见原因　①高糖、高脂肪饮食；②肾功能不全，痛风发作前期。

误 26. 查尿尿酸不用留取 24 小时的尿液

? 认 知 误 区

查尿尿酸应该是很简单的事，到了医院查随机尿液中的尿酸水平就行了，但是医生为什么要让留24小时的尿呢，这不是把简单的事情变麻烦了吗？

正解与忠告·

尿液生化指标的测定是临床常规检查,常用的标本类型有晨尿、随机尿和 24 小时尿。晨尿是浓缩尿，主要用于一些定性的检查，如细胞、管型、结晶及细菌的镜检；随机尿收集容易，便于急诊检查，例如尿淀粉酶的检测；24 小时尿则主要用于一些指标的定量检测，最能反映患者一天的排泄情况。

在临床的实际操作过程中，收集 24 小时尿液是比较困难的，例如患者不能准确理解尿液收集的时间，大便时造成尿液的丢失，收集尿液时患者外出（特别是门诊患者）等均可以导致尿液收集偏多或者偏少，其误差可达 15%~30%；依从性差的儿童及排尿困难的危重患者也难以准确收集到 24 小时尿液。此外，留尿以后还常存在尿液标本未完全混匀的缺点。因此临床常有患者提出，可否用晨尿和随机尿代替 24 小时尿检测。

尿酸排泄有显著的昼夜差异，而且还受药物的影响。晨尿、随机尿的尿酸 / 尿肌酐和尿酸 / 尿渗透压与 24 小时尿尿酸结果不相关，使用晨尿、随机尿均不能真实反映患者尿酸排泄情况，因此尿酸的测定仍然需要采用 24 小时尿标本。

尿尿酸检测时的注意事项：

（1）应确定该患者是否有必要做此项检查。凡已有肾功能减退，或有结石引起的尿路梗阻、大量肾盂积水、尿潴留、排尿不畅等疾病的痛风患者，尿尿酸测定均会受影响，故没必要做此项检查。

（2）第一天早 8 时将膀胱排空，尿液弃去，此后将连续 24 小时的尿液收集到盛尿容器内，在结束收集尿液的第二天早 8 时将再次排空膀胱的尿液收集于容器内，充分混匀全部尿液，准确测量并记录总尿量（精确到毫升），取出 50~100mL 送化验室检验，余尿弃去。

（3）留取 24 小时尿量应精确无误，留尿方法应正确，留尿的容器应放防腐剂。

（4）留尿前几天起，即应停用影响尿酸排泄的药物，避免高嘌呤饮食。留尿前一天及留尿当天，避免剧烈活动、大量出汗等。

（5）留尿当日应适当饮水（尤其是在夏季），如有腹泻、呕吐等脱水情况，应改日再做检测。如有发热、尿路感染或其他急性疾病，也应改日检查。

（6）留尿完成后，应及时送医院检查，不要搁置在家中。在夏天尤应尽快送检，以免尿液久置后变质，影响检查结果。收集尿液的容器应完好无损，盖子应密封不漏，以免在送标本过程中尿液外溢。如只送部分尿液，则应事先将 24 小时尿量精确测量后记录在化验单上，然后再取 200mL 左右尿液送检。

（7）如在留尿过程中尿液被其他物质混入、污染，则应重新留尿。

（8）最好同时化验 24 小时尿肌酐，并抽血化验血尿酸、血肌酐。

误 27. 痛风患者不需要查肾功

? 认知误区

痛风是血尿酸升高所致，检查血液就可以，不需要查肾功能。

正解与忠告

痛风分为原发性和继发性两种，原发性痛风主要指病因不明的痛风，90% 的原发性痛风是由于尿酸排泄减少引起的，而目前造成尿酸排泄减少的机制还没有完全阐明。肾脏是尿酸排泄最主要的渠道，它既会因影响尿酸的排泄而影响对血尿酸水平的控制；又会因血尿酸持续升高而受到损害，二者互为因果，形成恶性循环。

肌酐和尿素氮反映了肾功能情况，可以帮助鉴别痛风发生的原因，也对降尿酸药物的选择有所帮助。所以，查血尿酸时应常规做肾功能检查。

另外，很多医院的肾功能检测是一个含有血糖项目的组套性检查，在查肾功的同时医生也能初步了解患者的血糖状况。因为痛风及高尿酸血症本身就是代谢综合征的构成疾病之一，而代谢综合征（高血压、糖尿病、高血脂、高尿酸）另外 3 个疾病就包括糖尿病，所以需要对血糖进行测定。

误 28. 关节 B 超对痛风诊断没有帮助

? 认知误区

痛风就是血尿酸增高，查血查尿就可以诊断了，还做关节超声干什么？

正解与忠告

痛风是尿酸结晶在关节中沉积而诱发的急性关节炎，如果检测患者的关节液，在偏光显微镜下可以看到有晶体状的尿酸钠，这是诊断痛风的金指标。但是，关节超声看不到尿酸结晶。

近年来，超声技术进一步发展，对临床表现不典型的痛风疑似患者，可考虑使用关节超声检查，实现早期诊断。关节超声的观察指标包括：关节腔有无积液，关节滑膜有无增生，软骨和骨有无破坏，关节周围软组织有无异常结节或肿块，关节内和周围软组织血流情况。

痛风性关节炎在超声下的特征性表现为"双轨征"、痛风石和骨侵蚀等。相对关节 X 线而言，关节超声可以看到关节积液、滑膜增生、血流信号以及痛风关节旁的一些改变，比如腱鞘炎、软组织炎、滑囊炎等，且超声辐射量小，检查费用相对较低，操作仪器便携，因此在痛风诊断中的运用越来越广泛。

误 29. 痛风患者都需要做 CT

❓认知误区

需要 CT 检查才能确诊痛风。

A+ 正解与忠告

痛风在中老年男性中明显高发，急性痛风性关节炎是 40 岁以上男性最常见的关节炎，50% 以上患者有肥胖，发作时表现为关节红、肿、热、痛和活动受限，发作快，疼痛剧烈，常有饮食、饮酒、劳累等诱因，结合血常规、尿常规、肾功、尿酸等，诊断多不困难。

X 线结果显示，急性关节炎期可见软组织肿胀，但并无特异性，若看到圆形或弧形的穿凿样、虫蚀样骨质透亮缺损，则为反复发作后、慢性期的特异性改变。CT 显示骨质破坏、骨质缺损、关节间隙变窄、痛风石等征象的能力并不优于传统 X 线。

双能 CT 是近些年发展起来的一种检测痛风石的新技术，但对于过小的痛风石（直径小于 2mm），双能 CT 技术也无法发现，且双能 CT 辐射量较大，检查费用相对昂贵，并不推荐常规用于痛风诊断。但对血尿酸正常的痛风疑似患者，可考虑使用双能 CT 进行辅助诊断。

(误) 30.男女老少都一样容易患痛风

? 认知误区

痛风患者常常被戴上"吃货"的帽子，老百姓通常认为只有胡吃海喝的人才会患痛风，痛风的发生和性别、年龄等都没关系。

正解与忠告

痛风是一种古老的疾病,在过去,痛风患者主要集中于王侯将相、达官显贵当中，因此也被称为"帝王病""富贵病"。但随着人民生活水平的逐步提高、饮食结构的悄然改变，昔日的痛风成为继高血压、高血糖、高血脂后的又一常见代谢性疾病。那么，哪些人容易患痛风呢？

（1）中老年人　高尿酸血症和痛风的发生与年龄密切相关。一般来说，痛风容易发生于40岁以上的中老年人，40~50岁是发病高峰期。国家风湿病数据中心网络注册及随访研究的阶段数据显示，截至2016年2月，从全国27个省100家医院的6814例痛风患者的病例中发现，我国痛风患者平均年龄为48.28岁（男性47.95岁，女性53.14岁）。但随着生活方式的改变，近年来痛风的发病明显有年轻化的趋势，有资料表明我国近20年来痛风的初发年龄下降了6.3岁，不足40岁初次发病者增加了26.3%。

（2）痛风更"青睐"男性　痛风患病有明显的性别差异，即男性患病率显著高于女性，流行病学调查的数据显示痛风男女发病比例为20∶1。分析原因，女性体内的雌激素可以促进尿酸排泄，进而降低尿酸水平。女性痛风绝大多数发生在雌激素水平明显降低的绝经期后，绝经前女性的原发性痛风是非常少见的。

（3）肥胖的人　超过50%的痛风患者存在超重或肥胖。肥胖是痛风发生的独立危险因素,体重与血清尿酸水平呈明显的正相关。痛风的发病风险随着体重指数的增加而升高，BMI为$25~29.9kg/m^2$的痛风患者数是BMI为$21~22.9kg/m^2$痛风患者数的1.95倍，BMI为$30~34.9kg/m^2$的痛风患者数是BMI为$21~22.9kg/m^2$痛风患者数的2.33倍，BMI $> 35kg/m^2$的痛风患者数是BMI为$21~22.9kg/m^2$痛风患者数的2.97倍。肥胖引起的高尿酸血症可能与内分泌系统紊乱（如雄激素和ACTH水平下降）及酮生成过多抑制尿酸排泄相关。

（4）常喝酒的人　经常饮酒是痛风发病的危险因素，尤其是啤酒和白酒。乙醇能够加快嘌呤合成，进而加速尿酸的形成，同时，乙醇代谢能够增加血液中的乳酸浓度，而乳酸和尿酸在经肾脏排泄时存在竞争关系，乳酸会抑制尿酸的排泄，所以，大量饮酒可增加痛风的发病风险。啤酒在酿造过程中会产生大量嘌呤，所以比其他酒类更容易诱发痛风。有研究显示，饮酒可能增加痛风发作的风险，轻度饮酒（≤12.5g/d）、中度饮酒（12.6~37.4g/d）和重度饮酒（≥37.5g/d）均比不饮酒或偶尔饮酒容易发生痛风。酒精摄入量与痛风发病风险呈剂量–效应关系，当酒精摄入量≥50g/d时，其痛风发病风险比不饮酒者高153%。每日饮啤酒373g者比不饮啤酒者的痛风发病风险高49%，饮烈酒将增加15%的痛风发病风险。对于饮用红酒是否增加痛风发病风险尚无一致性结论，有些研究显示任何类型的酒精（包括红酒）均与痛风急性发作风险增高相关，但另外的一些研究却显示，中等量红酒不会增加血尿酸水平。

（5）高嘌呤饮食的人　大量食用动物内脏、贝类为痛风发病的危险因素。动物内脏是典型的高嘌呤食物，在食物匮乏的年代，这些是美食，但如今食物极大丰富，人们要注意适当减少内脏摄入。海鲜、河鲜主要指食用包含内脏的贝类和螺类。此外，含糖软饮料及果糖可增加痛风发病风险。

（6）患有高血压、高脂血症、糖尿病及冠心病等疾病的人　原发性痛风常与高血压、高脂血症、糖尿病及冠心病等相伴发生。血压、血糖、血脂、尿酸的升高都属于代谢紊乱，合称代谢综合征，它们之间关系密切，互为因果。国外报道，痛风合并高脂血症的比例为25%，合并高血压的比例为36%，合并冠心病的比例为13%，高尿酸血症合并糖尿病的比例为4%。对于患有高血压、高血脂、糖尿病、冠心病等疾病的高危患者，应注意监测尿酸，警惕痛风的发生。在对痛风患者的治疗过程中，也应积极纠正代谢紊乱，改善胰岛素抵抗，这对痛风的治疗和减少心血管病疾病患者的病死率具有特别重要的临床意义。

（7）有痛风家族史的人　10%~25%的痛风患者有阳性家族史，在某些特殊人群中家族史阳性率可达50%。与痛风患者有直接关系的近亲中15%~25%患有高尿酸血症。除1%左右的原发性痛风是由先天性酶缺陷引起外，其余病因尚未完全明确，目前普遍认为痛风属于多基因遗传缺陷。有痛风阳性家族史的人较普通人群更易患痛风。

上述人群应定期监测血尿酸，发现问题及时就医，改善饮食和日常不健康的生活方式，拒绝痛风。

(误) 31. 药物都是治病的，不会引起痛风

? 认知误区

饮食不当会引起痛风，而药物不会引起尿酸增高。但医生经常会问我们是否服用别的药物，有些药还不让吃，这是为什么？

A+ 正解 与 忠告

痛风与人们的生活方式改变和饮食结构变化有关，还与某些药物的不当使用有密切的关系。常见的会诱发痛风的相关药物如下：

（1）利尿剂　呋塞米和氢氯噻嗪等利尿剂以及含有利尿剂的降压药，如北京降压0号、珍菊降压片、复方降压片等，会降低肾脏排尿酸的能力，引起尿酸升高，从而引起或诱发痛风的发作。

（2）部分降血压药　钙离子拮抗剂，如吲达帕胺又名"寿比山"

等，可使尿酸排泄减少，增加血尿酸水平。

（3）部分中草药　近年来，中草药有肾损害的副作用已日益受到临床重视。据研究，这些中草药均含有马兜铃酸，如关木通、广防己、马兜铃、天仙藤、青木香、寻骨风等。这些中药对肾功能及尿酸的排泄可能有明显的影响。

（4）阿司匹林　阿司匹林在临床中应用广泛，中等剂量的阿司匹林抑制肾小管排泄尿酸从而使血尿酸增高。有研究表明，每日服用小剂量阿司匹林（40mg/d）可导致血尿酸增高。小剂量阿司匹林已被心脑血管疾病患者广泛应用，特别是老年人，因此应警惕剂量改变对老年人造成的损害。痛风急性发作时，理论上应避免应用阿司匹林。但如果患者的疾病状态不能避免使用阿司匹林，则应该在使用阿司匹林的同时积极给予针对痛风的治疗，在非急性发作期给予降尿酸治疗。

（5）抗结核药　结核患者久用吡嗪酰胺和乙胺丁醇而不合用利福平时，多数患者血尿酸会升高，也常常诱发痛风发作；吡嗪酰胺和乙胺丁醇都会抑制尿酸的排泄而升高血尿酸，但利福平对吡嗪酰胺引起的关节痛有较好的疗效，这可能与利福平能抑制尿酸的吸收、加速尿酸的排泄有关。

（6）免疫抑制剂　典型的药物是环孢素。一些风湿免疫科的患者以及接受器官移植且服用环孢素的患者也是发生痛风的高危人群，尤其是肾功能不全的换心或换肾的患者更不容易控制尿酸，这是因为环孢素会减少尿酸的排出。

（7）部分抗生素　喹诺酮类（如氧氟沙星、加替沙星等）、青霉素等抗生素大多由肾脏排泄，排出增多会影响尿酸的排泄，使体内尿酸水平升高。

（8）降脂药　　烟酸是降脂药中常用的药物，它虽然具有良好的降脂作用，但也具有明显升高血尿酸的副作用。综上所述，部分药物会引起或诱发痛风的发作。因此，凡是会损害肾功能的药物或阻止尿酸排泄的药物，久用都应定期化验血尿酸浓度，定期调整药物的使用，预防痛风的发生。

㊌ 32. 痛风患者不能服用阿司匹林

❓ 认知误区·

王先生因为心绞痛住了院，医生给他开了阿司匹林口服，老王当时就拒绝了，他还特意强调自己患有痛风，朋友说痛风患者不能吃阿司匹林。

A⁺ 正解 与 忠告·

阿司匹林对于尿酸代谢具有双向调节作用。大剂量阿司匹林（＞3g/d）可明显抑制肾小管对尿酸的重吸收作用，使尿酸排泄增多；中等剂量阿司匹林（1~2g/d）则以抑制肾小管排泄尿酸为主；小剂量阿司匹林（＜0.5g/d）对尿酸影响的机制研究不多。目前认为相对于阿司匹林对控制心脑血管疾病的获益，对尿酸代谢的总体影响比较小，但对于老年人、同时有肾功不良的人应给予比较密切的监测。小剂量肠溶阿司匹林预防血管性疾病的作用大约为15%，预防非致命的血管事件作用接近30%。

有高血压和高尿酸血症的患者患心脑血管疾病的危险性要比有高血压而无高尿酸血症的患者增加 1 倍。而且，高尿酸血症会增加高血压、心脑血管疾病以及老年人的病死率，所以要高度重视高血压伴高尿酸血症发病的预防与治疗。

在服用阿司匹林的过程中，需定期监测肾功能。为预防小剂量、长期饮用阿司匹林致高尿酸血症的副作用，可选用抑制尿酸合成药物，如别嘌醇、非布司他等。根据病情，可同时联用碳酸氢钠以碱化尿液。每日多饮水，保持每日尿量在 2000mL 以上，以利尿酸排泄，并保证肠溶阿司匹林的长期应用。

误 33. 年轻人不会得痛风

认知误区

痛风就是中老年人得的病，年轻人不会发生。

正解与忠告

痛风是一个全球性分布的疾病，在一定程度上受地域、种族、环境、生活习惯、职业以及教育程度等诸多因素的影响。痛风可发生于任何年龄阶段，以中老年人群为主。我国痛风平均年龄为 48 岁，男女比为 15∶1。近年来，随着人民生活水平的提高和生活方式的改变，特别是饮食结构的调整，痛风的发病年龄逐渐趋于年轻化，40 岁以前发病已很常见，这让许多患者及家属在得知诊断时非常诧异，也引起医学界和社会的广泛重视。

青年痛风患者多有一些共同的特点，在一定程度上提示了青年人发生痛风的原因。

（1）青年痛风患者仍以男性为主　婴儿在出生后的24~72小时，血中尿酸的水平就开始升高，并且波动幅度较大；到了青春期，男性和女性血中的尿酸水平均达到一个比较稳定的阶段；青春期以后，男女血中尿酸的水平均会随着年龄的增加逐渐升高，但男性比女性升高得更加明显，男性20岁以后血中尿酸的水平达到了一个高峰平台期，而女性则往往延迟到20~40岁。

（2）不良的生活及饮食习惯　20世纪80年代以来，可口可乐、肯德基、麦当劳、必胜客等一批"洋快餐"进入中国，因其方便、快捷的就餐方式，干净、美观的就餐环境，以及新颖有趣的营销方式，完全颠覆了我国传统饮食追求食材丰富、营养均衡、顺应节气等理念，给国人尤其是青少年带来了极其强烈的视觉、味觉及文化冲击，迅速征服了当时年轻一代的70后和80后，在他们的饮食结构中占据了主导地位。而目前青年人患痛风的主要人群恰恰是这批80后，这是因为，"洋快餐"之所以能够快速饱腹，是因为其具有典型的"高热量、高脂肪、高蛋白"膳食的特点，长期食用后，出现糖、脂肪等全身代谢紊乱，当然也包括尿酸排泄障碍，导致高脂血症、脂肪肝、高血压、糖尿病等一系列代谢性疾病过早发生。此外，年轻人聚会喜欢烧烤、啤酒、火锅、海鲜等富含嘌呤类物质的饮食，这使痛风发生的概率大大增加。笔者曾在门诊接诊过一个30岁左右的青年男性患者，据其母亲回忆，该患者自幼以可口可乐等碳酸饮料为主要饮品，体重持续超标，入职体检时发现患有高脂血症、脂肪肝，现在又发作了痛风。美国和加拿大的研究人员发现，与平均每月饮用软饮料不到 1 罐的男性相比，平均每天饮用 2~3 罐软饮料的男性患痛风的概率高出 85%。这是一个相当惊人的数字，需要引起广大家长和青少年的高度重视。

（3）精神压力过大，作息不规律　我们知道，尿酸的前身——嘌呤主要由体内细胞的生理代谢产生，占据了总量的 80%。现代人生活节奏加快，工作压力大，加班、熬夜成了家常便饭；生活作息不规律，长期面对电脑、手机等电子产品，经常看电视、打游戏到凌晨，昼夜颠倒，严重影响了生物钟节律，导致内分泌失调。除糖、脂肪、蛋白质这三大传统物质代谢紊乱外，嘌呤代谢也受到极大影响，其合成尿酸增加、排泄障碍，使内源性尿酸急剧升高，最终导致痛风复发。新的研究也显示，精神压力及疲劳过度已逐渐取代饮食因素，成为痛风复发的主要原因。

综上，如果年轻人长期工作压力大、精神紧张、疲劳却得不到休息，再频繁举杯，大量食用海鲜、动物内脏等高嘌呤食物，喜欢碳酸饮料、汉堡等快餐食品，会造成血中尿酸水平异常增高，最终导致痛风提早发生。因此，预防痛风需从青少年抓起，养成健康的饮食习惯及作息规律，减少不良嗜好，保持理想体重，减少肥胖，工作中、生活上遇到困难时，及时找家人、朋友倾诉，及早疏导，能极大限度地延缓痛风的发生。

误 34. 儿童不会得痛风

？ 认知误区

痛风就是中老年人得的病，就算有些年轻人会患痛风，孩子也绝对不可能发生痛风。

正解 与 忠告

近年来，从门诊就诊情况来看，儿童痛风已经不是个案，甚至还有 8 岁的患儿。美国流行病学调查显示，儿童及青少年高尿酸血症发生率接近 10%（12~17 岁），与成人相近。

儿童患痛风主要有以下几个原因：

（1）长期饮用果糖饮料　很多孩子喜欢喝碳酸饮料或功能性饮料，常常以饮料代替水，甚至有很多家长也认为饮料里面含有维生素、电解质，作为运动后补充水分是很好的选择。然而，碳酸饮料中的主要成分是白砂糖，这些含糖饮料进入体内后会代谢成果糖，进而转化为合成嘌呤的底物，使尿酸生成增多。此外，大量摄入果糖可刺激长链脂肪酸合成，进一步引发尿酸升高。

（2）进食过多高嘌呤食物　营养价值高的深海鱼、牛肉、羊肉等都是高嘌呤食物，长期摄入过多，无法完全排出体外就容易导致高尿酸血症。应尽量减少高嘌呤食物的摄入，比如酒精、海产品、动物内脏、红肉（如牛肉、羊肉）及老火汤。为了保证孩子生长发育的需求，日常饮食中可以注重优质蛋白的摄入，如植物蛋白（豆类）、奶制品、鸡蛋、淡水鱼、白肉（猪肉、鸡肉等）。烹煮时注意少油、少糖，以蒸、炒为主，少煎炸，少调料。

（3）肥胖　肥胖儿童合并高尿酸血症的比例比体型正常的儿童要高得多，且高血压、高血脂、肾损害发生的风险明显升高。如果达到肥胖或超重标准，应积极减肥，控制食量，加强运动。儿童需控制果糖饮料和甜食，比如可乐、雪碧、果汁、零食、糕点等。少吃含糖量高的水果，如葡萄、荔枝、苹果、菠萝、柿子等，可以多吃樱桃、猕猴桃、西瓜、阳桃、枇杷、番石榴等。

（4）家族性聚集　痛风属于多基因遗传病，如果直接血缘关系的亲人中有痛风患者，那么孩子得痛风的概率会高一些，起病的年龄也会早一些。家长更应该注意孩子的生活方式，避免高嘌呤、高油脂、高糖、高热量饮食。

（5）继发于其他疾病或药物　儿童常见继发高尿酸血症的疾病有：慢性肾病、家族性幼年高尿酸血症肾病、糖原累积症、肿瘤溶解综合征、青紫型先天性心脏病、系统性红斑狼疮、遗传性果糖不耐受、铅中毒、G6PD 缺乏症（俗称蚕豆病）、果糖 -1- 磷酸醛缩酶缺乏、多囊肾、胱氨酸结石等。还有部分药物可以导致尿酸排出减少，比如水杨酸盐、利尿剂、环孢素、吡嗪酰胺、乙胺丁醇、乙醇等，要和其他疾病相鉴别。

痛风的罪魁祸首就是高尿酸血症，想要预防儿童痛风，得从高尿酸血症的防控入手。食量与体力活动应平衡，"管住嘴、迈开腿"是治疗痛风的六字真言，不仅适用于成人患者，同样适用于青少年患者。如果达到肥胖或超重，应积极减肥，控制食量，加强运动，加大消耗；如果体重还在正常范围内，应注意食物品种的选择。家长应为孩子建立良好的膳食制度，保证三餐热量合理分配，早餐应占全天热量的30%。平衡膳食，食物品种丰富，建议每天饮奶300~400mL。平时低嘌呤、低糖饮食，多喝水（保证每天 2000mL 以上的饮水量），适当运动（建议每天保证 30 分钟以上的体育锻炼）。健康的生活方式是痛风的天敌。

如果儿童患有痛风需积极就医，家长也应重视高尿酸血症对关节、肾脏、心血管等的损害，定期检测血尿酸水平，不要因为对药物的恐惧而逃避治疗，要积极配合医生的叮嘱，提高依从性。

误 35. 痛风发作时血尿酸一定会升高

? 认知误区

李先生人到中年，事业有成，平日应酬颇多，这几日又多次饮酒，夜里突然出现了大脚趾红肿、疼痛，连路都走不了了，早晨赶紧到医院就诊。化验血尿酸为 397μmol/L，在正常范围内，但是医生仍然说他得了痛风。李先生很困惑："我的尿酸水平不高，意味着我不是痛风嘛，为什么医生说我得的是痛风？"

正解与忠告

尿酸盐结晶沉积在关节，刺激关节滑膜引起关节无菌性的炎症就是痛风。众所周知，高尿酸血症是痛风发生最重要的生化基础和最直接病因，但并不是所有的患者在痛风急性发作期测血尿酸都是升高的，约有 1/3 的患者在急性发作期血尿酸水平是正常的。但急性发作期血尿酸水平正常，并不代表整个疾病过程中血尿酸都正常，痛风患者在其病程的某一阶段必然是有高尿酸血症的。对于痛风的急性发作来说，血尿酸升高可以帮助医生进行诊断，但血尿酸水平不高也不可以完全排除痛风急性发作，需结合临床特点及其他辅助检查结果由专科医生综合考虑。

痛风的急性发作主要是由于血尿酸浓度迅速波动所致，有可能是血尿酸突然升高，也有可能是血尿酸突然降低。

（1）血尿酸突然升高，尿酸形成结晶，在人体滑液中沉淀形成针状尿酸盐。一般情况下，在体温37℃、体内pH为7.4的条件下，血尿酸浓度达到420μmol/L时，尿酸在体内达到饱和，当超过这个浓度时，就容易有尿酸盐晶体析出沉积在关节，所以，超过420μmol/L的高尿酸血症容易发生痛风。不过当体温低于37℃，或者体内的pH低于7.4时，即使血尿酸<420μmol/L，也容易析出尿酸盐晶体刺激关节而诱发痛风。

（2）血尿酸突然下降，已经形成的痛风石表面便会溶解并释放出不溶性针状结晶。尿酸盐微结晶可趋化白细胞，白细胞吞噬晶体后释放炎性因子和水解酶，导致细胞坏死，释放出更多的炎性因子，引起痛风急性发作。其次，在痛风急性发作期，患者由于疼痛剧烈，机体产生应激反应，促使肾上腺皮质激素分泌增多，从而增加尿酸的排泄。

以上两点解释了为什么有些人痛风急性发作时，血尿酸水平并不高。需要强调的是，对于痛风急性发作时血尿酸水平不高的患者，需在关节症状缓解2周后，复查血尿酸，如此才能准确反映血尿酸的真实水平，从而决定是否启动降尿酸治疗。

误 36. 诱发痛风的原因只有吃肉、海鲜和喝酒

认知误区

作为一名医生，在痛风患者就诊时常听到这样的问题："都说

暴饮暴食才会诱发痛风，我也没喝酒、吃肉、吃海鲜，怎么痛风又犯了？"

正解与忠告

除了大量进食酒、肉、海鲜这些容易升高血尿酸的食物会诱使急性痛风发作外，可诱发痛风发作的还有以下几种情况：

（1）突然受凉　关节局部着凉，比如冬天天气寒冷未保暖，或者夏天吹风扇、空调等，可以使关节局部温度降低，血尿酸更容易在关节局部以尿酸盐晶体的形式析出，从而诱发痛风急性发作。

（2）不合理使用降尿酸药物　别嘌醇、非布司他、苯溴马隆等药物都属于降尿酸药物。服用降尿酸药物治疗初期，由于血尿酸水平波动，导致组织中沉积的尿酸盐被动员，在这一时期痛风急性发作的频率可能反而会增加。为了避免血尿酸迅速波动，降尿酸药常常需要从小剂量开始逐渐增加。同时，痛风患者在降尿酸治疗初期，预防性使用小剂量秋水仙碱（通常是 0.5mg/d）3~6 个月可减少痛风的急性发作。小剂量秋水仙碱安全性良好，耐受性高。在痛风急性发作时，为避免血尿酸水平产生波动加重症状，如果一直在坚持服用降尿酸药物，请继续使用不要停；但如果之前并未服用降尿酸药物，则需注意降尿酸药物不能改善急性发作症状，反而可能会使症状加重，故降尿酸药物需在急性期症状得到有效控制后再由专科医生酌情开具处方，并同时加用小剂量秋水仙碱预防急性发作。

（3）创伤　创伤是诱发痛风急性发作的重要诱因，比如长时间行走、剧烈运动、扭伤、鞋履不适等，均可诱发痛风急性发作。这可能与局部组织损伤后，原本沉积在此处的尿酸盐微晶体脱落有关。急性发作时的血尿酸水平并不一定升高。足部第一跖趾关节是全身各关节中单位面积受力最大的关节，因此容易出现损伤，加之该关节处于肢体末端，血液循环缓慢，温度偏低，促使其成为痛风急性发作最"青睐"的关节。

针对上述痛风急性发作的诱因，采取相应的预防措施，可减少痛风急性发作，比如合理使用降尿酸药物，避免突然受凉、剧烈运动、关节损伤等。

（误）37. 在夜间发作的关节痛都是痛风

？认知误区

一般关节炎都是在身体劳累后加重，休息休息就好了，可痛风性关节炎总是在夜间休息时疼。

A+ 正解与忠告

相信不少痛风患者都曾有这样的经历：在半夜特别是下半夜睡得正香的时候，突然因关节剧痛醒来，痛得撕心裂肺，大汗淋漓，久久不能缓解。这可能是痛风急性发作了。痛风典型发作常出现于深夜，疼痛进行性加剧，一般在12小时左右达高峰，呈撕裂样、刀割样或咬噬样，难以忍受；受累关节及周围组织红、肿、热、痛和功能受限。但在夜间发作的关节痛不只有痛风，如脊柱关节炎患者也常常在凌晨被痛醒。

为什么痛风偏爱在夜间发作，白天控制良好的痛风为什么夜间会加剧，怎样做才能尽量减少或防止痛风半夜发作呢？

痛风发作的原因很复杂，总结起来大致可能有以下几点：

（1）夜间糖皮质激素水平较低，抗炎、止痛、排泄尿酸的能力下降。糖皮质激素具有强大的抗炎作用，临床上，在急性发作时使用糖皮质激素不仅可快速缓解疼痛，还能用于预防痛风发作。而平时，肾上腺也可以分泌糖皮质激素，但肾上腺分泌糖皮质激素具有明显的生理昼夜节律，早晨 6~8 时为最高峰，而到了凌晨 0~2 时达到最低水平，因此夜间糖皮质激素分泌的减少使白天蠢蠢欲动的痛风发作有可乘之机。

（2）夜间人体处于相对血压低、循环慢的状态，尿酸更易沉积。痛风的急性发作主要是由于体内尿酸浓度过高，超过溶解限度而析出形成尿酸盐结晶，并沉积于关节和周围组织所致。再加上白天饮水少，漫漫长夜，人体通过呼吸、皮肤等多种途径丢失水分，而又不能及时饮水，此时机体处于相对脱水状态，使血液浓缩，尿酸的浓度随之升高，从而导致尿酸盐结晶析出、聚集并沉积在关节和周围组织，诱发痛风急性发作。因此，可在睡前喝一杯水。当然也要适量，勿因饮水过多导致起夜次数过多，影响睡眠而适得其反。因为睡眠不佳也是痛风急性发作的常见诱因。此外，还应注意卧室环境不能太干燥，特别是冬天或者生活于北方的患者，可在卧室中配备加湿器，或在床边准备一杯水，以便随时饮用。

（3）夜间人体体温较低。尿酸盐易溶于碱性溶液，当 pH 值达到 7.0 以上时溶解度很高。正常体温下，血尿酸浓度大于 420 μmol/L 时可形成尿酸盐结晶，而当体温低于 30℃（四肢温度可较低）时，血尿酸浓度达 300 μmol/L 时就可析出尿酸盐结晶，由此可见温度对于尿酸溶解度的影响之大。我们在夜间入睡后，机体的新陈代谢速度远远低于白天，体温也相对较低，此时血中的尿酸盐浓度更容易达到饱和，尿酸盐结晶更容易析出并沉积于关节，导致痛风急性发作。因此，痛风患者或高危人群睡觉时要注意保暖，尤其是夏天时勿将空调温度设置得太低，避免风扇直接对着吹。

（4）夜间容易缺氧。超重或肥胖的痛风患者常同时患有睡眠呼吸暂停综合征，表现为睡觉时打鼾，并伴随反复出现的呼吸暂停，严重时可导致机体血氧浓度降低。为了应对组织缺氧，人体的核苷酸代谢会增加，产生大量内源性嘌呤，嘌呤代谢生成大量尿酸，进而导致尿酸升高，引起痛风发作。因此，有打鼾症状的痛风患者应采取措施矫正，睡觉时可通过侧卧位或半俯卧位，或使用较高的枕头以保持鼻腔通畅，严重者可佩戴矫正器、手术矫正或经鼻持续正压通气。肥胖患者还需加强锻炼，合理减肥。

总而言之，想要减少痛风夜间发作，不仅需要做好以上干预措施，同时应注意低嘌呤饮食和规范服用降尿酸药物。只有这样，才能较好控制痛风，还患者们夜间一个安稳睡眠。

(误) 38. 血尿酸高于化验单上的正常值就需要吃药

(?)(认)(知)(误)(区)

医院的化验单上都有尿酸正常值的范围，比如化验单标识的尿酸正常值上限是 420 μmol/L，那么只要化验结果比正常值高，那就是高尿酸血症，就得开始吃药治疗了。

正解与忠告

很多人认为化验单上的血尿酸值高于上限，就是高尿酸，其实血尿酸高于一定阈值才称为高尿酸血症，而这个阈值并不一定是检验报告单上的正常值上限。正常男性血尿酸为 150~380 μmol/L，正常女性更年期以前血尿酸水平为 100~300 μmol/L，更年期后接近男性。鉴于性别差异，男性的尿酸阈值往往定为 420 μmol/L，女性则为 360 μmol/L。也可将高尿酸血症的定义统一为高于 420 μmol/L，即是指在正常饮食情况下，非同日两次检测空腹血尿酸水平 > 420 μmol/L 为高尿酸血症。

随着社会经济的发展和人民生活方式及饮食结构的改变，我国高尿酸血症的患病率逐年增高，已成为继高血压、高血脂、高血糖之后的"第四高"。得了"三高"，要"低盐、低脂、低糖饮食"，要"吃药控制血压、血糖、血脂"，甚至很多人家里备有血压计、血糖仪，知道要"平时监测血压、血糖"，对这三者的危害性也都有一定的认识，知道"血压、血糖、血脂控制不好就可能脑梗死、心肌梗死"，但是对这"第四高"的认识却没有那么普遍。其实"高尿酸"的重要性、危害性并不弱于前三高，不重视也会导致尿毒症等严重的后果。

那么，所有高尿酸血症患者都需要吃降尿酸的药物吗？很多人以为尿酸高了只会得关节炎，其实高尿酸血症不仅会出现痛风性关节炎，还可导致痛风石、肾结石、痛风性肾病，并且常伴有肥胖、糖尿病、动脉粥样硬化、冠心病、高血压等，是代谢综合征中重要的一个方面。所以，即使患者没有任何症状，在"不痛不痒"的时候，如果尿酸超过540μmol/L，也需要进行降尿酸药物干预治疗。而且和吃降血压、降血糖的药一样，要坚持长期服用，服药期间也得定期复查，要让尿酸值达标。长了痛风石的痛风患者，要将血尿酸降到300μmol/L以下；没有痛风石的，血尿酸要降到360μmol/L以下。但是，如同血压、血糖不能太低一样，血尿酸也不是越低越好。研究发现，尿酸过低会增加心血管疾病、老年痴呆的风险，所以，痛风患者降尿酸治疗时，血尿酸水平一般不能低于180μmol/L。

如果血尿酸超过480μmol/L，并且同时合并下列条件中的任何一项：痛风性关节炎发作一次、尿酸性肾结石、肾功能减退、高血压、糖耐量异常或者糖尿病、高脂血症、冠心病、肥胖、脑卒中、心功能不全，也应该开始降尿酸药物治疗。当然，如果没有超过540μmol/L，又没有任何症状，暂时不需要吃药。但还是要定期监测血尿酸，并且在平时要注意低嘌呤饮食，尽量不要食用动物内脏、贝类、啤酒等高嘌呤的食物。

误 39. 痛风发作时要赶紧热敷

❓ 认知误区

痛风发作之后要赶紧热敷，这样可以促进血液循环，帮助消炎、消肿。

正解与忠告

血尿酸高了，可能无声无息，但是痛风患者都知道，痛风性关节炎犯了，会让人"痛不欲生"。我国古代医学典籍里描述痛风"来得快如一阵风，疼痛如虎咬之感"，而西方人认为痛风的痛就像"魔鬼疯狂地噬咬"。现在我们知道，痛风是由于血尿酸升高、尿酸盐结晶沉积于关节腔内并引发炎症反应而导致的关节炎，急性发作时红、肿、热、痛，常于夜间发作，尤其是开始发作时疼痛剧烈，难以缓解。很多人会热敷、冷敷或理疗，但痛风性关节炎是尿酸盐沉积所致的晶体相关性关节病，不同于外伤、感染或慢性炎症性关节病，所以处理起来也不能一概而论。

在痛风发作的急性期，尤其是 48 小时内，不能热敷，因为热敷会使局部温度升高、血液循环加快，从而加重病变部位的充血、水肿及疼痛感。临床工作中，经常听到有患者说，本来关节还没那么疼，用热水泡了个脚，疼得更厉害了，就是这个道理。当然，也不宜采用会让皮温升高的理疗、针灸按摩、擦红花油等。

那么，关节能冷敷吗？对于痛风急性发作时是否能冷敷，目前仍存在争议。有人建议按照常规急性关节肿痛的治疗方法，发作时进行局部冷敷，促使小血管收缩，减轻局部充血、渗出，减少关节滑液分泌，减轻关节肿胀。但是，冷敷虽然可以暂时使局部疼痛减低，低温刺激却可能使局部血管收缩，血流减少，不利于炎症的吸收，且局部皮肤温度低，容易促使更多的尿酸沉积，加重局部炎症。

最简易安全的处理方法是卧床休息，减少搬动、抬高患肢，并可使用硫酸镁湿敷，减轻关节的肿痛。硫酸镁可抑制神经介质的传递和平滑肌的收缩，使血管扩张，促进组织间液流回血管，减轻关节局部的炎症。另外，硫酸镁还是天然 N– 甲基 –D 天冬氨酸的受体阻滞剂，可抑制中枢神经系统兴奋性，降低疼痛感。而在痛风发作的缓解期和恢复期，则建议使用促进局部血液循环加快、皮肤温度升高的理疗，促进炎症消散、止痛、缓解肌肉痉挛和僵硬。

不管是冷敷还是热敷，对于犯了痛风的患者都只是辅助手段。我们建议首次发作的患者应及时前往医院，在医生的指导下选择非甾体抗炎药物或秋水仙碱口服消炎镇痛。

(误) 40. 痛风发作时需要使用抗生素消炎

？认知误区

痛风发作的时候有炎症，打点青霉素或者吃点抗生素消炎，这样消肿止痛才快。

A+ 正解与忠告

痛风发作时会出现类似细菌感染的症状，如红、肿、热、痛，很容易被没有经验的医生或患者误认为是局部感染性炎症（如丹毒）或感染性关节炎，并给予抗生素治疗。其实急性痛风发作并不是感染，两者的发病机制完全不同。细菌感染是外来病原体侵犯机体，机体免疫系统与之相争后表现出的发热、疼痛等症状。痛风是由单钠尿酸盐（MSU）沉积所致的晶体相关性关节病，与嘌呤代谢紊乱和 / 或尿酸排泄减少所致的高尿酸血症直接相关，症状其实是血尿酸水平骤升或骤降引起的尿酸盐结晶不稳定所致的炎症，是无菌性炎症，在这个过程中，并没有病毒、细菌等病原微生物的参与。

痛风急性发作时使用抗生素不仅毫无帮助，还可能使血尿酸升高而加重痛风，进一步加重肾脏负担。因为肾脏作为机体排泄各种有害代谢物的关键器官，也是大多数抗生素的排泄途径。当痛风急性发作时，肾脏本已需超负荷工作以排出尿酸，且抗生素对尿酸的排泄有干扰作用，两者竞争经肾脏排泄，无疑加重了肾脏的工作量，极易导致病情加剧和肾脏损害。

　　然而，临床上有一些患者自诉，痛风发作时到社区医院，静脉打了抗生素后疼痛确实有缓解。这又是为什么呢？其原因有：第一，可能是急性痛风性关节炎本身有一定的自限性，一般患者即使未采取任何治疗，亦常常可于痛风发作 3~10 天逐渐自行缓解，抗生素的疗效可能与自然病程重叠，常常被患者误认为是使用抗生素的结果。第二，可能是挂的盐水里面除了抗生素外还加了其他止痛药，比如地塞米松。地塞米松是糖皮质激素的一种，它的药理作用主要是抗炎、抗病毒以及抗过敏等。由于地塞米松可减轻组织对炎症的反应，所以能减轻痛风炎症的表现。但是地塞米松为长效制剂，若长期应用会出现许多不良反应。第三，静脉给抗生素时，溶媒给机体带进去了一些液体，相当于喝了不少水，起到了补液的作用。

　　因此，痛风关节炎并不是感染，发作时一般不需要使用抗生素。那么，痛风急性发作该如何处理呢？在条件允许的情况下，大量饮水，保持每天喝水大于 2000mL；低嘌呤饮食非常重要。最好在 24 小时内选择非甾体抗炎药、秋水仙碱或者糖皮质激素。具体如何选择需要根据每个人的不同情况而决定。值得注意的是，急性发作期时，在没有接受消炎止痛药物治疗前，不宜进行降血尿酸治疗，否则可因为血中尿酸浓度突然降低，与关节液中尿酸的浓度梯度差加大，促使关节腔内的尿酸盐结晶释放、溶解，导致痛风的关节肿痛症状加重，称之为"转移性痛风"。但是等急性期过后，千万不能好了伤疤忘了痛，要找医生评估是否需要长期降尿酸治疗，不然痛风可能会反复发作。

㊌ 41. 痛风患者不能吃鸡鸭鱼肉

 认知误区

　　痛风与饮食有很大关系，特别是肉这种高尿酸的食物，得了痛风后鸡鸭鱼肉都不能吃了，只能吃素。

正解与忠告

　　痛风是嘌呤代谢紊乱和／或尿酸排泄障碍引起的一组综合征，主要病理基础为血尿酸升高。尿酸是人类嘌呤代谢的最终产物，高嘌呤饮食可使血尿酸浓度升高，是痛风性关节炎急性发作的诱因。为了避免急性痛风性关节炎发作，纠正高尿酸血症，需要痛风患者进行适当的饮食控制。但是要记得，体内尿酸的主要来源是机体内代谢紊乱产生的内源性尿酸，所以减低体重、控制血压、增加运动等才是最根本的方法。

　　为了方便患者选择食物，我们按照食物生成嘌呤的高低将其分成低嘌呤、中嘌呤、高嘌呤三类（具体见表1）。在痛风急性发作期要选择嘌呤含量低的食物；在缓解期可限量使用含嘌呤中等量的食物；但不论是急性期或缓解期均应避免摄入含嘌呤高的食物。

　　那么，得了痛风是否就和鸡鸭鱼肉告别了呢？事实并非如此。

就拿肉类来说，它分为红肉和白肉。红肉指猪肉、羊肉、牛肉等哺乳动物的肉，不仅富含嘌呤，诱发痛风的风险高，而且丰富的饱和脂肪酸和胆固醇，还会增加心血管疾病的风险，因此得痛风时不宜多食用红肉。白色肉类指的是家禽类的肉，如鸡、鸭等，相对于海鲜和红肉，每日摄入适量家禽类的肉对血尿酸水平影响不大，因此推荐痛风患者优先选择家禽肉作为动物蛋白的主要来源。需要注意的是，家禽类的皮中嘌呤含量高，皮下组织中脂肪含量也高，因此食用禽类食物时应去皮。

对于肥胖的痛风患者，减少总热量的摄入，即总的食物摄入量，增加食物的多样性，加强运动减肥，才是生活控制的"王道"。同时，痛风患者应养成良好的饮食习惯，避免暴饮暴食或漏餐，才能吃出健康生活。

表1　食物嘌呤含量的分类

第1类　嘌呤含量很少的食物（0~50mg/100g）
①谷类：大米、白面及其制品、小米、玉米面
②蔬菜：除列入第2类以外的蔬菜
③水果：西瓜、樱桃等各种水果、干果、果汁
④蛋、乳及其制品
⑤其他：汽水、苏打水、茶、咖啡、可可、糖、油、非刺激性调味品
第2类　含中等量嘌呤的食物（50~150mg/100g）
①谷类：粗粮、燕麦、麦麸、全麦面包
②蔬菜：芦笋、菠菜、菜花、干豆类、四季豆、青豆、豌豆、豆腐、香菇、蘑菇
③动物性食物：牛、猪、羊肉，禽、鱼、淡肉汤
第3类　含嘌呤高的食物（＞150mg/100g）
①鱼类：凤尾鱼、沙丁鱼、鲱鱼、鲭鱼、扇贝
②肉类：脑、肝、肾、胰、浓肉汤、火锅汤

42. 痛风患者不能吃任何海鲜

? 认知误区

老张和老王是多年的同事，同时也是患有痛风的难兄难弟。俩人都是江浙人，就爱吃鱼和虾，可自从得了痛风后，再也不敢碰海鲜了。

正解与忠告

"我有痛风，尿酸也高，应该怎么吃才好？"这是在门诊常听到患者问的问题。但还没等我回答，旁边的病友就抢先回答道："看食物的嘌呤嘛，高的都不要吃，只吃低嘌呤的。"这说的有些道理。如果按动物食物的嘌呤含量表（见表2）来看，海鲜的嘌呤含量高，导致尿酸水平升高、诱发痛风发作的危险大，如沙丁鱼、秋刀鱼、贝类、螃蟹等海里的海鲜，确实不推荐痛风患者食用。但是，河里的河鱼（一般都指有鳞鱼）嘌呤含量比海鱼低，在尿酸控制好的时候还是可以适量食用的。另外，鱼类海鲜对心血管有一定的益处，尤其是富含$\omega-3$脂肪酸的油性类鱼类（如金枪鱼、鲑鱼、鲱鱼和凤尾鱼等）。

因此，能否吃海鲜取决于尿酸控制是否达标。如果达标了，食用适量的海鲜，尤其是嘌呤含量不那么高的鱼类，还是可以接受的。

需要强调的是，饮食控制只是痛风治疗中的辅助方法，不吃绝对不让吃的食物即可，如动物内脏、啤酒和烈性酒，因为吃进体内的尿酸只占尿酸总量的20%。控制尿酸的关键在于遵从医嘱，使尿酸降低达到标准。

表2　常见动物性食物的嘌呤含量

食物名称	嘌呤含量（mg/kg）	食物名称	嘌呤含量（mg/kg）
鸭肝	3979	河蟹	1470
鹅肝	3769	猪肉（后臀尖）	1387.4
鸡肝	3170	草鱼	1344.4
猪肝	2752.1	牛肉干	1274
牛肝	2506	黄花鱼	1242.6
羊肝	2278	驴肉加工制品	1174
鸡胸肉	2079.7	羊肉	1090.9
扇贝	1934.4	肥瘦牛肉	1047
基围虾	1874	猪肉松	762.5

误 43. 痛风患者可以随便吃蔬菜水果

认知误区

蔬菜和水果都属于低嘌呤食物，因为痛风患者不能摄入高嘌呤的食物，所以只能放开了吃蔬菜水果。

正解与忠告

蔬菜水果确实属于低嘌呤含量的食物，在痛风患者的饮食中属于推荐食用的食物。但这些低嘌呤含量的食物也略有差别，具体如表3所示。痛风患者蔬菜水果的摄入推荐为：

（1）高嘌呤的蔬菜不宜吃太多，比如芦笋、菜花、香菇、豆苗等；推荐吃一些含果糖低的水果，如草莓、柠檬、青梅、西瓜、葡萄、菠萝、桃子、李子、橄榄、樱桃，而少吃含果糖高的水果，如苹果、无花果、橙子、柚子、荔枝、柿子、桂圆、香蕉、梨、石榴等。

（2）选择碱性食物，促进尿酸排泄。碱性食物来源主要为植物性食物，如马铃薯、甘薯、豆腐、南瓜、萝卜、冬瓜、海带、海藻、绿色蔬菜，以及柑橘、猕猴桃、樱桃、柿子、西瓜等。

痛风的饮食控制不仅包括食物种类的选择，还应注意数量和热量的控制。研究表明，控制热量的摄入也具有降低尿酸和减少痛风发作的作用。《中国居民膳食指南》中推荐的健康饮食原则对于痛风患者也具有指导意义：食物多样；多吃蔬菜、水果，常吃奶类；经常吃适量的鱼、禽、蛋、瘦肉，少吃肥肉和荤油；食量与体力活动要平衡，以保持适宜体重；吃清淡少盐的膳食等。

表 3　常见植物性食物的嘌呤含量

食物名称	嘌呤含量（mg/kg）	食物名称	嘌呤含量（mg/kg）
紫菜（干）	4153.4	豆浆	631.7
黄豆	2181.9	南瓜子	607.6
绿豆	1957.8	糯米	503.8
榛蘑（干）	1859.7	山核桃	404.4
猴头菇（干）	1776.6	普通大米	346.7
豆粉	1674.9	香米	343.7
黑木耳（干）	1662.1	大葱	306.5
腐竹	1598.7	四季豆	232.5
豆皮	1572.8	小米	200.6
红小豆	1564.5	甘薯	186.2
红芸豆	1263.7	红萝卜	132.3

续表

食物名称	嘌呤含量 （mg/kg）	食物名称	嘌呤含量 （mg/kg）
内酯豆腐	1001.1	菠萝	114.8
花生	854.8	白萝卜	109.8
腰果	713.4	木薯	104.5
豆腐块	686.3	柚子	83.7
水豆腐	675.7	橘子	41.3

误 44. 饮料不会诱发痛风

? 认知误区

　　饮料多不含酒精，好多还是果汁，属于健康食品，是不会引起痛风的。

A+ 正解与忠告

　　市面上绝大部分的饮料含糖量极高，如330mL可口可乐中含糖35g，600mL冰红茶中含糖58.2g，500mL冰糖雪梨中含糖63g。饮料中的糖分主要有单糖（果糖、葡萄糖）、双糖（蔗糖）、多糖（淀粉、纤维素）和复合多糖类（如果胶物质）等。其中，果糖含量最为丰富。

　　果糖属于单糖，是葡萄糖的同分异构体，在自然界存在于果实之中，也是蜂蜜的主要成分。果糖经肠道吸收进入肝脏，被果糖激酶代谢为果糖-1-磷酸，后被代谢为甘油醛-3-磷酸及乙酰辅酶A。与这一过程相伴随的是三磷酸腺苷丢失磷酸盐转化成单磷酸腺苷。果糖的代谢过程无负反馈调节机制，果糖激酶催化的果糖磷酸化不间断地进行，结果是耗尽细胞内的磷酸盐和三磷酸腺苷，转化成单磷酸腺苷，然后代谢为尿酸，从而增加尿酸的产生。另外，果糖还可以减少尿酸排泄。在对健康志愿者的实验中发现果糖可降低尿酸清除率达 9.8%，其具体机制包括果糖可引起胰岛素抵抗，增加循环胰岛素水平，减少尿酸的排泄。因此，过多摄入果糖可导致血尿酸水平增高。

　　一项大规模前瞻性研究对 46393 名无痛风病史的男性随访 12 年后，其中 755 例诊断为痛风，并且发现每周摄入含糖饮料 5~6 份（1 份约 355mL）、每日 1 份、每日 ≥ 2 份的痛风发病风险分别为 < 1 份 / 月的 1.29、1.45 及 1.85 倍，并且食用含果糖丰富的水果（苹果、橙子等）与痛风发病率的增加呈正相关。另一项研究表明，女性每日饮用含糖苏打 1 份、≥ 2 份的女性痛风发病风险分别是 < 1 份 / 月的 1.74 及 2.39 倍，饮用橙汁的相应风险为 1.41 及 2.42。

　　果糖的代谢不直接引起血糖升高，因此既往认为果糖在预防及控制糖尿病上优于蔗糖，被称为"健康糖"。但果糖代谢过程不受三磷酸腺苷的负反馈调控，也不受胰岛素、瘦素的调节，因此进食者不会有饱腹感产生。此外，果糖与葡萄糖相比，可增加大脑的食欲。目前的研究证据显示，果糖已成为代谢综合征、糖尿病、高血压、脂肪肝这些痛风常见的伴发病或并发症的重要危险因素。

　　总而言之，再健康的食物也不能过量食用，要"量出为入"，消耗掉多少热量就食用含多少热量的食物（不包括营养不良、消瘦的人），运动得多消耗得也多，就可以多吃点。另外不要忘了，食物多样化才是"王道"。最后要记得，吃新鲜食物，拒食过度加工食品，能吃新鲜水果时别喝果汁，尤其是含添加物的果汁。

误 45. 痛风患者可以喝酒

 认知误区

　　痛风患者要戒啤酒，但是白酒有利于血液循环，是可以喝的。喝点红酒软化血管，应该也是有好处的。

正解与忠告

　　中国有悠久的酒文化历史，人们日常的生活中离不开酒。高兴的时候喝，伤心的时候喝，没事的时候也喝；金榜题名喝酒，洞房花烛喝酒，他乡遇故知也喝酒。很多痛风患者都爱好饮酒，并且经常有喝酒后半夜突发剧烈关节肿痛的经历。因为喝酒是急性痛风发作的重要诱因。痛风患者不能喝啤酒，因为啤酒和黄酒内含有大量嘌呤成分［（80~100）mg/100g］，高嘌呤会导致血尿酸浓度升高，进而导致痛风发作。

　　那么白酒或者红酒是不是可以喝一点呢？虽然白酒和红酒的嘌呤含量不高［（1~2）mg/100g］，但是它们都含有乙醇。乙醇可使体内乳酸增加，而乳酸可抑制肾小管对尿酸的排泄。乙醇还能促进嘌呤分解，直接使血尿酸升高，并且喝酒时经常会吃大鱼大肉，这些都是富含嘌呤的食物，会更进一步造成血尿酸水平升高。可见，只要是摄入酒精，就会升高血尿酸，增加痛风患者急性发作的风险。大量饮酒可致痛风发作，长期饮酒可发生高尿酸血症，所以痛风患者应当戒酒。只是啤酒及烈性酒诱发痛风的发病风险较红酒更大。

　　如果遇到特殊情况，非喝酒不可，作为痛风患者，建议您选择红酒，并且一定要控制酒量，坚决不超过50g，可以加些苏打水一起喝，避免同时进食大量海鲜、红肉、动物内脏。切忌用烟熏腌制食品，如咸鱼、熏肠、腊肉等作为下酒的佐菜；多喝水，促进尿酸排泄，加速酒精排泄；多吃新鲜蔬菜、水果。

(误) 46. 痛风患者可以喝药酒

(?) 认知误区

痛风患者可能会想，痛风不能喝酒我可以接受，但是药酒是治病的，里面还有很多活血化瘀的中药材，喝些总是可以的吧。

(A+) 正解与忠告

药酒一般是在白酒中泡些中药材制成的，如当归、人参、枸杞等，虽然加入了中药，但并没有改变其含有酒精的事实，一样还是会诱发痛风的发作，因此建议痛风患者不要服用。

常见的治疗痛风的中药方剂有：

（1）草藕汤（草藕10g，苦仁、车前草、白芷各15g；茯苓皮、大腹皮各20g）。服用方法：将上述药物混在一起煎水，每天1~3次，饭后服用。用于早期痛风的治疗及晚期痛风的缓解。

（2）牛膝长卿饮（牛膝、徐长卿各15g，虎杖根、伸筋草、威灵仙各20g，半枝莲10g，秦荒7g，五加皮13g，青皮、柳枝、独活、防风各22g）。服用方法：将上述药物磨碎后加入适量的水进行煎煮，40~50分钟即可，每天1次，早饭后服用。用于缓解急性痛风期疼痛。

（3）陈皮桂枝汤（陈皮、青皮、桂枝各 15g，金钱子 12g）。服用方法：将上药煎水服用，每天 3 次，分别在饭后服用。具有利尿降尿酸的作用，可用于间歇期及慢性期痛风患者治疗。

以上方剂多是用于减轻痛风关节疼痛症状的，有些还有利尿作用，是否有降尿酸的作用不甚清楚，可能对降尿酸还有不利影响，因此并不建议痛风患者采取中药治疗。

误 47. 吃小苏打片、喝苏打水就可以降尿酸

? 认知误区

尿酸是酸性物质，小苏打片和苏打水里含有碳酸氢钠，呈碱性，因此吃小苏打片、喝苏打水就可以降尿酸。

A+ 正解与忠告

小苏打片和苏打水的成分是碳酸氢钠，属弱碱性，在一定程度上可以起到碱化尿液、中和经肾脏排泄的尿酸、促进尿酸排泄、减少尿酸结石形成的作用。但是碳酸氢钠降尿酸的作用与真正的降尿酸药物相比是微乎其微的。临床上常用的降低血尿酸的药物有促进尿酸排泄药（如苯溴马隆）和抑制尿酸合成药（如别嘌醇、非布司他）两种。如果选用苯溴马隆促进尿酸的排泄，尿酸在尿液中的浓度就会增加，这时建议口服碳酸氢钠以碱化尿液，调整尿 pH 值在 6~7（6.5 左右最佳），以减少尿酸性肾结石在泌尿系统内的生成，这是治疗痛风时使用碳酸氢钠最主要的原因。当然，为了预防尿酸结石的形成，

还要多饮水，保持每日尿量在 2000mL 以上。

市面上有各种各样的苏打水，除了极少数的天然苏打水外，绝大多数都是纯净水添加了弱碱性的碳酸氢钠制成的，在治疗痛风的功效方面和吃很便宜的小苏打片没什么区别。但并不是市面上销售的所有苏打水都是弱碱性的。曾有记者选择市面上主流的 7 种弱碱性水，用 pH 试纸测试后发现：有 3 种苏打水呈中性或酸性。究其原因，是因为小苏打的纯溶液口感苦涩，为了纠正口感，厂家就添加了一定的安赛蜜、食用香精等食物添加剂，这些物质会改变苏打水的酸碱度，出现了苏打水不呈弱碱性的现象。因此，对于苏打水，特别是充入了二氧化碳的苏打水，把它当作一种普通的碳酸饮料更为合适。

苏打水中含有的碳酸氢钠含量并不高，进入体内不能足够、有效地达到碱化尿液的剂量；而多喝苏打水，过量摄入其他食品添加剂，反而可能对身体的其他方面不利，如过多地摄入苏打水会导致体内钠盐浓度升高，对于有高血压的高尿酸血症患者控制血压不利。医生常劝告痛风患者多喝水降尿酸，这个水建议选择便宜实惠的白开水、纯净水，用苏打水代替不仅性价比不高，而且它也不会比白开水的降尿酸效果强多少。期望苏打水能够彻底解决尿酸问题，更是不可能的。

㊌ 48. 痛风患者不能食用有酸味的醋和水果

 认 知 误 区

尿酸是酸性的物质，痛风时如果再吃酸味的东西，痛风就治不好了。所以，得了痛风后，醋、水果这些酸味的东西都不能吃了。

正解与忠告·

众所周知，痛风发病的罪魁祸首是血尿酸增高。尿酸确实为酸性的物质，当人体的体液环境呈酸性时，可竞争性地导致尿酸排泄减少，而使血尿酸增高。那么醋和某些水果吃起来有酸味，痛风患者是否不能进食呢？答案是否定的。

的确，所有有酸味的物质都是酸性物质。醋是 pH 值小于 7 的酸性物质，但却是碱性食品。因为虽然醋酸（乙酸，CH_3COOH）在被人体吸收代谢前是酸性物质（在水溶液中游离出或与水作用后产生的氢离子的数量多于氢氧根离子），但是当进入人体后，经过一系列酶促反应，与乳酸、柠檬酸、焦性葡萄糖酸结合（反应），放出二氧化碳和水，二氧化碳由肺部排出，减低了血液中的碳酸成分，而使体液呈弱碱性。因此，当酸醋从化学领域步入食物营养领域之后，成了碱性食品。同样的道理，几乎所有水果经过人体代谢最终对体液的贡献都呈碱性。其他碱性食品和饮品还有蔬菜、牛奶以及优质的天然水。

判断食物是酸性还是碱性，主要看食物中所含的碱性元素、酸性元素和有机酸在人体内代谢后的结果。通常，凡含氯、硫、磷等非金属元素较高的食物，如海鲜和内脏，其被人体摄入后最终的代谢产物呈酸性，因此多为酸性食物；而含钙、钾、钠、镁等金属元素较高的食物，如酸梨等，其被人体摄入后最终的代谢产物呈碱性，因此多为碱性食物。

另外，一些吃起来不是酸性的食品未必就不是酸性食品，如皮蛋和矿物质水。皮蛋在被人体吸收代谢之前是碱性的，但进入人体后，在消化系统的作用下，被分解、氧化成许多带有硫和磷元素的酸性物质，堆积在人体体液中，使体液变酸，尿酸增高。矿物质水不能等同于矿泉水，它并非以天然水源为原料，而是在纯净水（酸性）的基础上添加人工矿化液制成的。人工矿化液中含大量氯、硫、磷等非金属元素，且远比金属元素多，进入人体后，使人体趋酸，因此矿物质水是酸性饮品。酸性食物除了矿物质水和纯净水之外，还有动物内脏、海鲜和碳酸饮料等。

综上所述，味道是酸性的物质未必是酸性食品，而味道不酸的食物也不一定不是酸性食物。痛风患者可以饮醋、吃酸性水果。甚至有研究显示，口服酸性十足的维生素 C 能降低尿酸。

误 49. 喝玉米须、芹菜汁可以降尿酸

？认知误区

养生节目上都说玉米须煮水、芹菜汁可以减肥，可以降血糖、降血脂，还可以降尿酸。

正解与忠告

网上曾流传一种偏方，说是将鲜玉米须自然干燥后，加入适量的开水泡茶喝，具有防止肾结石、利尿、治疗痛风的作用。那么这种做法有没有科学依据，玉米须到底是不是真的可以治疗痛风呢？民间关于玉米须的疗效也有很多传说，传说可以利胆、降压、利尿、

消肿，可以达到治疗高血压、高血糖及痛风的目的。中医又讲，玉米须味甘，性淡，主要作用于膀胱，利胆经，但将食物的保健作用夸大为治疗作用，是错误的。

网上还流传着喝芹菜汁降尿酸的偏方。我们知道，芹菜作为一种绿色蔬菜，含有丰富的膳食纤维，在促进消化、预防便秘方面有很好的效果；蔬菜属碱性食物，可以中和体内的酸性物质，包括尿酸在内，对痛风患者比较友好。

建议痛风患者多食用蔬菜，尤其是绿色蔬菜，包括芹菜在内。但是，喝玉米须水和芹菜汁可以降尿酸的说法缺乏科学根据，它们对尿酸的影响就是"多喝水后促进尿酸排泄"这一作用，与喝白开水无太大区别。

(误) 50. 尿酸高的人不能喝豆浆、咖啡、浓茶

❓ 认知误区

现在朋友圈、微信"科普"文章横行，经常有门诊患者询问："尿酸高，日常生活中能否喝豆浆、咖啡、茶叶？"网上各种相关科普文章满世界乱飞，让大家无所适从。

📖 正解与忠告

谣言一：尿酸高不能喝豆浆。

很多"科普"文章里面特别喜欢说高尿酸血症患者要少吃豆类食物，特别是不能喝豆浆这种话，并且以豆类中含的嘌呤高为理由。

殊不知，每 100g 黄豆中只有 166.5mg 嘌呤，计算上加水磨成豆浆的过程中的嘌呤损耗，大概每 100g 豆浆中只有 10.4mg 嘌呤。而普通低嘌呤食物的定义是每 100g 中嘌呤含量低于 25mg。所以，豆浆作为低嘌呤食物，是可以适当摄入的。

谣言二：尿酸高的人不能喝浓茶。

茶叶作为喜闻乐见的日常饮品受到大家的一致喜爱，每天一杯茶成了很多人的日常生活习惯。但有些人得过痛风，又听人说茶叶会诱发痛风，想想痛风发作时的疼痛感觉，便不再喝茶叶了。传统观念认为，茶叶中含有的茶碱、可可碱等物质会诱发痛风。不过在大量、长期的临床研究中发现，茶碱、可可碱在人体代谢中生成的甲基尿酸盐不会沉积在痛风石中，并不是引起痛风的尿酸盐，更不会引起痛风的发作。

谣言三：尿酸高严禁喝咖啡。

随着城市化进程的加快，咖啡作为日常饮料越来越多地被广大人民群众接受。但是常有人说高尿酸血症患者不能喝咖啡。其实，咖啡不仅不会增加血尿酸的形成，反而有利尿功能，可以促进尿酸的排出，对降低血尿酸水平有正面作用。

误 51. 痛风关节炎患者不能运动

? 认知误区

生命在于运动，但是得了痛风会影响关节，出现关节炎，运动过多会损伤关节，所以不能运动。

正解与忠告·

痛风急性发作期关节处在急性炎症损害的过程中，此时不推荐运动，也禁止运动。但在痛风发作间期、稳定缓解期鼓励患者运动。合理运动不仅能降低体重，增强体质，增强机体防御能力，而且对减缓关节疼痛、防止关节挛缩及肌肉废用性萎缩大有益处。运动的方式要根据既往的运动习惯、年龄、体重、心肺及关节功能等选择，注意循序渐进，逐渐增量。

痛风发作时应停止体育锻炼，即使是轻微的关节炎发作也宜暂时中止锻炼，直到恢复后再考虑重新开始。如果在痛风急性发作期进行运动，不仅会使疼痛加剧，同时也会加重病情。处于急性发作期的痛风患者，建议卧床休息，抬高疼痛肢体，避免负重。

在痛风缓解期可选择简单和缓的运动方式，首选有氧运动。因为有氧运动强度相对较低，可以长时间持续进行，不会产生大量乳酸，运动后也不会疲劳和酸痛，同时吸入大量的空气，有助于心肺功能的锻炼。常见的有氧运动有散步、太极拳、健身操、气功、骑车及游泳等，尤以步行、骑车及游泳最适宜。这些运动活动量较为适中，只要把握好时间，合理分配体力，不仅能锻炼身体，又能防止过度肥胖和高尿酸血症。但是像短跑、举重及游泳等无氧运动，痛风患者应尽量避免选择。此外，在运动前需要充分热身，让关节和肌肉活动起来，避免发生损伤。

痛风患者在锻炼时应先从轻微活动量开始，随着体力的增强，身体逐渐适应，再增加活动量。锻炼过度，致使体内乳酸产生增加，会抑制肾脏排泄尿酸，诱发痛风发作。一旦痛风发作，应及时停止体育锻炼，待症状完全消退后再恢复。同时提醒患者，在运动过程中要从小运动量开始，循序渐进，关键在于坚持不懈；要注意运动中的休息和水分补充，如计划运动1小时，那么每活动15分钟应停下来休息1次，并喝水补充水分，休息5~10分钟后再度活动15~20分钟。这样1小时分为3个阶段进行，可避免运动量过大和时间过长，是一种合理的运动安排。

锻炼的时间也是非常重要的，清晨起床时人体肌肉、关节及内脏功能低下，不能很快适应活动，容易造成急、慢性损伤。同时，一夜睡眠未曾进食、也未喝水，导致血液浓缩，加上活动出汗造成水分丧失，血液更为黏稠，有诱发心脏病和中风的危险。所以清晨、摸黑锻炼不可取，最好选择在午睡后至晚饭前进行锻炼。

总之，痛风患者应养成健康的生活方式，选择合适的运动方法。运动锻炼结合饮食控制不仅可以稳定痛风病情，也是痛风治疗的基础。

(误) 52. 痛风发作时关节痛，忍忍就好了

❓ 认知误区

痛风就是关节、脚趾头的疼痛，没什么了不起的，忍忍就好了，不用吃药。

正解与忠告

这里说的痛风，是指急性痛风性关节炎，它发作的典型过程是：

上床睡觉时还好好的，后半夜因脚痛疼醒，而且越来越重，关节红、肿、热、痛，疼痛剧烈甚至不能忍受。严重者还可出现头痛、发热、白细胞升高等全身症状，有时还被误认为是感染。绝大多数痛风发生在第一跖趾关节，也就是大脚趾关节。严重者逐渐向上蔓延，足背、足跟、踝、膝、腕和肘等关节也经常发生。

那么痛风到底有多痛？遇到痛风急性发作时能忍过去吗？痛风被许多人称为"天下第一痛"。就如"痛风"的病名一样，疼痛剧烈，来去如风，常于夜间或清晨发作，在几个小时内疼痛就达高峰。

英国著名漫画家詹姆斯·吉尔瑞于 1799 年发表的漫画《痛风》中，将痛风描绘成一个正在啃噬人脚的黑色魔鬼，形象而深切地表现出痛风患者的痛苦。17 世纪英国著名的医生托马斯·西德纳姆将痛风描述为："凌晨两点光景，他在大脚趾的尖锐疼痛中惊醒，起初尚和缓的痛感愈演愈烈，一会儿是韧带的剧烈拉扯撕裂，一会儿是噬咬般的疼痛，一会儿又是压迫感和收缩痉挛。与此同时，患处的感觉如此尖锐切肤，就连被子的重量都变得难以承受，若有人在房间走动发出声响，也会感觉忍无可忍。"

相信有过痛风经历的人都会有这种撕心裂肺的感受。因此痛风急性发作时的处理目标只有一个，那就是迅速止痛，只靠忍是解决不了的，药物治疗才是最有效的办法。常用的三类药物是秋水仙碱、非甾体消炎药和激素，其中前两者是一线药物，应该首选，但具体用药还需要听从医生的专业建议。

当然，痛风的危害不仅在于关节疼痛，高尿酸血症还会对心脑血管和肾脏产生损害，因此痛风的全面治疗应遵循"痛时治标——止痛，不痛时治本——降尿酸"的原则，这样才能从根本上消除痛风对健康的危害。

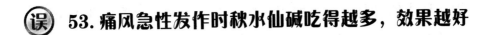 53. 痛风急性发作时秋水仙碱吃得越多，效果越好

认知误区

　　痛风发作的时候要用消炎止痛药，而秋水仙碱是治疗痛风性关节炎的一线用药，对疼痛立竿见影，所以吃得越多，效果越好。

正解与忠告

　　痛风发作急性期，关节腔内的尿酸盐结晶具有白细胞趋化作用，吞噬后释放炎性因子和水解酶导致细胞坏死，释放出更多的炎性因子，进而导致关节软骨的溶解和软组织的损伤。而秋水仙碱可抑制炎性细胞趋化，减少尿酸盐结晶的沉积，对制止炎症、止痛有特效。传统的秋水仙碱口服方法及说明书中推荐每 1~2 小时吃 1 片，直到临床症状缓解或者出现严重的胃肠道反应，但大多数患者在疼痛没有减轻时就出现严重的胃肠道不良反应，尤其是严重的腹泻，甚至是脱水等症状。如果出现腹泻或者呕吐，基本上就是达到中毒剂量了。除此之外，还可能出现腹痛、呕吐、骨髓抑制、休克以及重要脏器损害的不良反应。

　　《2016 年中国痛风诊疗指南》推荐，痛风急性发作时，首选非甾体消炎药控制症状，对于有非甾体禁忌的患者，建议单独使用低剂量的秋水仙碱。低剂量的秋水仙碱（1.5mg/d）与高剂量秋水仙碱相比，在有效性方面无明显统计学差异，而在安全性方面，不良反

应的发生率更低。急性期应用秋水仙碱越早越好，低剂量秋水仙碱在 48 小时内使用效果最好。因此，目前临床上新的指南及专家共识认为，秋水仙碱每日最多服用 3 次，每次 1 片；或者首剂 1.0mg，1 小时后 0.5mg，以减少药物的不良反应。

那么痛风急性期过后，还需要服用秋水仙碱吗？很多人认为不痛了就不用吃了。那么在痛风缓解期只吃降尿酸药物就可以了吗？痛风患者在使用降尿酸药物之后，尿酸水平会下降得很快，患者体内的尿酸盐结晶会溶解成尿酸盐颗粒，沉积在关节上，从而引起疼痛。结合《2016 年中国痛风诊疗指南》推荐意见，痛风患者在降尿酸初期，加用秋水仙碱至少 3~6 个月可预防痛风的急性发作，0.5mg/d，不仅安全性高，耐受性也相对较好。

误 54. 秋水仙碱有毒

? 认知误区

患者痛风急性发作时很多医生建议其服用秋水仙碱，但朋友们都说秋水仙碱有毒，网上也有吃了秋水仙碱导致死亡的报道，可不敢用。

A+ 正解 与 忠告

秋水仙碱有毒吗？有。但是，"离开剂量谈毒性都是耍流氓"这句话大家应该时有听说。在互联网时代，信息传播的渠道不断增多，传播速度也在不断飞涨。正因如此，我们每天都可以接触到大量的最新资讯，不过这也让谣言传播更加方便。如果我们不对真相进行深入了解，就会被谣言所迷惑，近年来甚嚣尘上的"秋水仙碱是毒药，一点都不能吃"之类的言论就是谣言疯传的典型例子。

我们阅读报刊时偶尔可以见到秋水仙碱中毒的报道，诸如"16岁少年吃下网购'秋水仙碱'后中毒身亡""女子购秋水仙碱毒杀男友"这样耸人听闻的新闻标题。大家熟知的鲜黄花菜中毒，其实也是秋水仙碱导致的。如此可怕的秋水仙碱，痛风时还可以使用吗？答案非常肯定，可以。

人常说，"汝之蜜糖，吾之砒霜"就是针对不同的人，针对不同的情况，进行具体事物具体分析的朴素说法。一个正常人，没事来几片"秋水仙碱片"防治痛风，不适就随之而来了。而对一个经专业医生确诊的患有痛风的患者，在病发时，按照医嘱服用"秋水仙碱"，可以迅速缓解疼痛。但是，若患者使用"秋水仙碱"时超量服用，并且是不疼不吃，只有关节疼了才吃药，然后吃到不疼了为止，就不再继续治疗及调整药物，把"秋水仙碱"当成随身"止疼片"使用，就是把自己置身危险之中了。

实际上，秋水仙碱是一种非常古老的治疗痛风急性发作的药物，早在1000多年前就有人类应用秋水仙的种子和球茎萃取物治疗痛风的记载，其中的有效成分就是秋水仙碱。

秋水仙碱这么神奇，怎么又有人说秋水仙碱是毒药，吃后腹痛、腹泻难忍？实际上，秋水仙碱的治疗剂量和中毒剂量差别不是很大，我国秋水仙碱药物说明书推荐的使用剂量是：每1~2小时服用0.5~1mg（1~2片），直至关节症状缓解或出现腹泻或呕吐。按照这样的说明书用药，关节炎症的确很快消退，但是大部分人会恶心、呕吐、腹泻，当然会认为是"中毒"了。

　　然而近些年来大量的研究早已证实，小剂量使用秋水仙碱，与大剂量使用疗效相同，但副作用却大大减少。那什么叫作小剂量使用呢？具体解释就是：①起病 12 小时内，最迟不超过 48 小时内服用效果最佳；②通常建议的起始负荷剂量为 1.0mg 口服，1 小时后追加 0.5mg，12 小时后按照 0.5mg，1~3 次 /d，或者 0.5mg（1 片），1 日 3 次用药，待症状缓解后减量停药。无论上面哪种吃法，都和秋水仙碱的药物说明书相差十万八千里。

　　实际生活中，很多患者可能在急性关节炎发作后，因为突然疼痛难忍，觉得去医院太麻烦，或者因为行走困难没法去医院，又或者想起某位亲友也是类似的症状，听"邻居"或"病友"介绍，自行在药店购买秋水仙碱。药店营业员自然不知道痛风诊疗指南是如何推荐的，只会告诉患者按照药品使用说明书服药，不明就里的患者按照那古板的说明书服药后，必然会出现腹痛、腹泻等症状，那认为"秋水仙碱中毒"自然也是顺理成章的事情了。实际上，按照说明书的剂量其实相当于超量使用，就如同喝水喝多了也可能会产生"水中毒"，馒头吃多了也会肚子胀。

　　当然，也不是说秋水仙碱全然无毒。秋水仙碱可能会引起肝功损害和骨髓抑制，使用前最好检测肝功和血常规，没有问题再用药，对于有基础肝病或者血液病的患者不建议使用。而对于没有禁忌证的患者，按照早期小剂量使用的原则是利大于弊的。

55.糖皮质激素不能用于治疗痛风

认知误区

激素对人身体有害，会导致发胖、骨质疏松、糖尿病，所以千万不能用激素来治疗痛风。

正解与忠告

痛风急性发作时，无论使用秋水仙碱还是非甾体抗炎药，都不能有效缓解疼痛。有时患者不能耐受非甾体消炎药和秋水仙碱的副作用，还会产生严重的胃肠道反应，或者患者有严重的肾脏和心脏疾患不能选择非甾体消炎药和秋水仙碱时，就需要使用糖皮质激素来快速抗炎、止痛。

很多患者都会谈激素色变，因为日常生活中常有用了激素后引起肥胖、股骨头坏死、感染甚至死亡的报道。其实任何药物都是一把双刃剑，在治疗疾病的同时，多少会对人体产生其他的影响，激素也是如此。糖皮质激素有抗炎、抗免疫、抗毒素、抗休克四大作用，是治疗风湿性疾病的重要武器，只要合理使用，对控制病情、减少损害，甚至抢救生命都有积极的作用。

对于单个或少关节受累的急性痛风性关节炎患者，可以通过关节腔注射激素迅速缓解症状；对于不能耐受秋水仙碱和对非甾体抗炎药有禁忌的多关节炎患者，可以口服糖皮质激素。大部分痛风患者急性期应用激素后12~24小时内症状会逐渐缓解并消失，而一般口服激素要求在1~2周之内逐渐减量并停用。

　　肾功能不全的患者急性痛风发作时,治疗的关键在于控制症状,减轻患者痛苦,同时避免或者减少药物不良反应,维持各器官功能的稳定。目前不建议选用秋水仙碱或者非甾体抗炎药,以免加重肾功能恶化。应该选择糖皮质激素,同时密切监测肾功能的变化。

　　值得注意的是,激素立竿见影的疗效会被滥用,甚至有人在自配的中药中加入激素成分,如果长期服用该类药物,不仅会延误病情,也会带来意想不到的副作用。建议患者到正规的风湿免疫专科就诊,接受规范的检查和治疗,由专科医生决定是否使用激素及指导合理使用激素。而激素在急性期治疗主要是起缓解症状的作用,通过健康的生活方式和饮食控制预防痛风的发作,并采取正规的降尿酸治疗,才是高尿酸血症及痛风治疗的终极目标。

　　总之,痛风患者一定是短期使用激素,而且是在使用非甾体抗炎药和秋水仙碱有禁忌或不耐受时才考虑使用。

误 56. 痛风性关节炎止痛就只有秋水仙碱这一种药

❓ 认知误区

　　都说秋水仙碱是消炎止痛的好药,可是吃了它就拉肚子,拉了肚子关节还是痛,怎么办呢? 也没有其他药可以吃了。

A⁺ 正解与忠告

　　治疗痛风关节炎急性发作的消炎止痛药物不止秋水仙碱这一种,还包括非甾体抗炎药（NSAIDs）和糖皮质激素。

（1）秋水仙碱 秋水仙碱是治疗痛风的特效药，越早用药，疗效越好，超过36小时再使用，疗效明显降低。具体用法：开始口服2片（0.5mg/片），1个小时后用1片，以后每8小时1片，第一天总量4片，之后每12小时吃1片，持续1周左右。秋水仙碱的不良反应随剂量增加而增加，胃肠道副反应最多见，常见有恶心、呕吐、腹泻、腹痛等，症状出现时应立即停药。还可出现肝功能异常，转氨酶升高，若超过正常值2倍时须停药。可能出现肾脏损害，如血尿、少尿、肾功能异常。肾功能损害患者须酌情减量。另外，还可能出现骨髓抑制，造成血细胞减少。因为药物代谢的关系，在使用环孢素A、克拉霉素、维拉帕米、酮康唑等经细胞色素P450 3A4酶代谢或磷酸化的糖蛋白抑制剂，应避免同时使用秋水仙碱。总体而言，建议患者在医师指导下正确使用秋水仙碱。

（2）非甾体抗炎药 非甾体抗炎药也就是我们俗称的消炎止痛药，其作用是在短期内缓解急性痛风性关节炎的疼痛，效果比较明显。NSAIDs药物包括非选择性环氧化酶（COX）抑制剂和环氧化酶COX-2抑制剂两大类。常见的非选择性环氧化酶（COX）抑制剂包括双氯芬酸钠、布洛芬、吲哚美辛等，常见的COX-2抑制剂包括依托考昔、塞来昔布等。在急性痛风发作时，主张早期和足量使用非甾体消炎药，即在发作前2天给最大量，等症状缓解后迅速减至常规剂量，疗程为4~10天。要提醒一点，在止痛过程中禁止此类药物间的联合使用。而且，对于有基础胃肠疾病的人一定要慎重用药，建议优先选择依托考昔、塞来昔布类药物，其胃肠道不良反应大约可降低50%。在NSAIDs使用过程中还需监测肾功能，不建议严重慢性肾脏病未透析患者使用。

（3）糖皮质激素　不首选使用糖皮质激素，但对急性痛风患者短期单用糖皮质激素（泼尼松 30mg/d，共 3 天）可起到与 NSAIDs 同样有效的镇痛作用，且安全性良好，特别是对 NSAIDs 和秋水仙碱不耐受或者有使用禁忌的急性发作期痛风患者。很多人谈激素色变，其实激素并没有想象的那么可怕。针对痛风，可选择中效激素，比如泼尼松或者甲泼尼龙。泼尼松的用量为：$0.5mg/(kg \cdot d)$，相当于每天服用泼尼松或者甲泼尼龙 6~7 片，清晨一次顿服，用药 2~5 天后逐渐减量，总疗程 7~10 天。如果急性痛风发作只累及 1~2 个大关节，全身治疗效果不佳，也可考虑关节腔内注射短效糖皮质激素，比如曲安奈德、复方倍他米松（德宝松），但要避免短期内重复使用。激素长期使用的副作用很多，比如中心性肥胖、感染、糖尿病、高血压、胃溃疡等；短期使用问题不大，主要预防胃肠道反应，比如胃和十二指肠溃疡、消化道出血等。

（4）对严重痛风、剧烈疼痛者，可联合用药　比如秋水仙碱＋糖皮质激素，或者秋水仙碱＋非甾体消炎药。不提倡非甾体消炎药与糖皮质激素联用，因为二者对胃肠黏膜的损害都很明显，联合使用容易导致消化道出血。对无法避免的胃肠道反应，可同时使用抑酸药如拉唑类药物（质子泵抑制剂）和胃黏膜保护剂等。

（误） 57. 降尿酸的药物都一样，自己随便吃一种就行

❓ 认 知 误 区

市面上有很多种降尿酸药物，说明书上都写着可以有效降低尿

酸，所以随便选一种吃就行，没必要到医院去。

正解与忠告

痛风的治疗药物包括两大类，一类是控制关节炎急性发作的药物，目标是缓解疼痛，减轻痛苦。不用药的情况下，有一小部分初次发作的患者疼痛的确可以自发缓解，但是大部分人需要药物治疗，否则会疼痛难忍，影响生活质量。实际上，夜间的急诊科经常会有痛风急性发作的患者就诊，因为疼痛实在难以忍受。另一类是降尿酸药物，目标是预防痛风关节炎的急性复发和痛风石的形成，帮助痛风石溶解。不按医嘱使用降尿酸药物，可能会造成慢性痛风性关节炎、大量痛风石形成，甚至痛风性肾病、慢性肾衰竭。只要合理用药，上述情况是可以避免的。降尿酸达标治疗是预防痛风发作的关键，那么，不同类型的降尿酸药物都一样吗？

从机制上来讲，降尿酸的药物分为两种，一是抑制尿酸生成的，常用药物有别嘌醇和非布司他；二是增加尿酸排泄的，常见的药物是苯溴马隆。

别嘌醇是最经典的降尿酸药物，成人初始剂量为 50~100mg/d，每 2~5 周测血尿酸水平 1 次，不达标则可每次递增 50~100mg，最大剂量为 600mg/d。别嘌醇价格低廉，疗效确切，剂量可调，但会出现严重过敏现象，特别是中国人群比欧美人的过敏率更高，严重者可出现致死性剥脱性皮炎（Stevens-Johnson 综合征和中毒性皮肤坏死症），甚至威胁生命。为了避免这种可怕的过敏反应，推荐在用药前检测 HLA-B 5801 基因，筛查正常可以极大地降低过敏发生率。除了皮肤过敏反应，别嘌醇的其他不良反应还包括胃肠道不适，如腹泻、恶心、呕吐、胃痛或阵发性腹痛等，发生率为 1%~3%。重症或持续存在时应做适当的对症处理。神经系统反应常见头痛、头晕，罕见手脚麻木感、刺痛或疼痛、乏力等末梢神经炎症状。血液系统损害，如粒细胞缺乏症、贫血、血小板减少、全血细胞减少、骨髓抑制等极少见，发生率 < 1%。另外，别嘌醇会引起肝功能异常，肝酶升高，使用过程中应监测肝功。

非布司他是新型的降尿酸治疗药物，降低血清尿酸疗效确切。因其主要通过肝脏清除，在肾功能不全和肾移植患者中具有较高的安全性，轻中度肾功能不全患者无须调整剂量，重度肾功能不全患者慎用。过敏的风险也明显低于别嘌醇。初始剂量为 20~40mg/d，2~5 周后血尿酸不达标者，逐渐加量，最大剂量为 80mg/d。不良反应包括肝功能损害、恶心、皮疹等。缺点是价格比别嘌醇昂贵，目前非布司他的平均价格为每片 12~17 元（40mg），别嘌醇价格每片大约 1 元（100mg）。此外，对于既往有心血管病史的人群，使用过程中需密切关注心血管事件风险。

苯溴马隆是通过增加尿酸的排出达到降尿酸的目标的。在使用苯溴马隆期间，需检测 24 小时尿尿酸的浓度，该药更适合尿酸排除少的患者。使用过程中推荐摄入足够水分，心、肾功能正常者维持每天尿量 2000mL 以上，以减少尿路中尿酸排出增多、尿酸浓度增大后尿酸结石形成的风险。服药过程中还应监测尿中的酸碱度，把 pH 控制在 6.2~6.8 之间，酌情使用药物碱化尿液。苯溴马隆的成人起始剂量为 25~50mg/d，2~5 周后根据血尿酸水平调整剂量至 75mg/d 或 100mg/d。不良反应有胃肠道不适、腹泻、皮疹和肝功能损害等。

碱化尿液，是指将尿 pH 值维持在 6.2~6.9，以增加尿中尿酸溶解度。尿 pH 值过高会增加磷酸钙和碳酸钙等结石形成的风险。碱化尿液常用药物有两种：一种是碳酸氢钠，俗称"小苏打"，起始剂量 0.5~1.0g，口服，3 次 /d。为避免药物相互作用，建议与其他药物相隔 1~2 小时服用。主要不良反应为胃肠道不适，长期应用需警惕钠负荷过重及高血压。另一种常用药物是枸橼酸盐制剂，包括枸橼酸氢钾钠、枸橼酸钾和枸橼酸钠，以前者最为常用。枸橼酸盐是尿中最强的内源性结石形成抑制物，同时可以碱化尿液，增加尿尿酸的溶解度，溶解尿酸结石并防止新结石的形成。枸橼酸氢钾钠的起始剂量为 2.5~5.0g/d。这两种药物在服用期间都需要监测尿 pH 值来调整剂量，患者可以通过在医院检查尿常规来查看尿 pH 值，也可以自行购买 pH 试纸检测。

误 58. "帝王痛风灵"是日本治疗痛风的神药

？ 认知误区

日本治疗痛风的神药——"帝王痛风灵"可以根治痛风，吃了它就不用担心痛风再发作了，而且没有副作用。

A+ 正解与忠告

非布司他，商品名为"帝王痛风灵"，于 2008 年首先在欧洲上市，2009 年在美国上市，2013 年在我国上市，是可以治疗痛风的降尿酸药物。和别嘌醇一样，非布司他也是一种抑制尿酸生成的药物，但其分子结构与别嘌醇不同，能通过非竞争机制与黄嘌呤氧化酶结合，抑制黄嘌呤氧化酶活性，从而达到抑制尿酸生成的目的。

也就是说，非布司他和别嘌醇是一大类药物，但是更高级一些。那么，相较别嘌醇，非布司他有什么优点呢？

（1）非布司他导致的高致死性的超敏反应（即前文提到过的 Stevens-Johnson 综合征和中毒性皮肤坏死症）较别嘌醇少。但对于曾经服用别嘌醇产生皮疹过敏反应的人群，因为别嘌醇和非布司他间可能存在着交叉过敏反应，不建议使用非布司他。

（2）从作用机制上来说，非布司他对其他嘌呤、嘧啶代谢的酶无明显活性，不会对黄嘌呤氧化酶之外的酶产生影响，不会产生与别嘌醇类似的毒副作用，相对于别嘌醇，安全性较高。

（3）非布司他对轻中度的肝、肾功能不全患者不需要调整剂量。因为它主要通过肝脏代谢，且代谢产物为非活性物质，大约一半通过肾排泄，一半通过粪便排泄，属于双通道排泄药物。许多痛风患者可能合并酒精肝、脂肪肝、慢性肾脏病，还有一些合并乙肝、丙肝的，因为有基础的肝肾功能不全，药物选择非常受限，非布司他是一个很好的选择，但是用药过程中仍需监测肝肾功能。

非布司他不能根治痛风，只有规律服药，改善生活方式，将尿酸控制在稳定的水平（360 μmol/L），才可以避免痛风性关节炎再发。如果仅希望服用几盒非布司他就一劳永逸地永远降低尿酸是不可能的，一旦停药，血清尿酸会再度升高，痛风性关节炎也会再次发作。

非布司他在应用中还有些需要注意的地方：

（1）非布司他和别嘌醇都是抑制尿酸合成的降尿酸药物，更加适用于尿酸生成过多的痛风患者，对于尿酸排泄减少的痛风患者，更适合使用促进尿酸排泄的苯溴马隆（建议在加药前检测 24 小时尿中尿酸总量以明确尿酸排泄情况）。现在研究显示，90%原发痛风都是由于尿酸排泄减少引起的。

（2）目前还没有对重度肝功能不全和重度肾功能不全的患者进行药物使用的研究，所以此类患者在用非布司他时要慎重，务必遵医嘱。

（3）虽然非布司他致死性超敏反应发生率远低于别嘌醇，但并不是完全没有，仍需注意。

（4）非布司他可能存在心血管风险的不良反应。既往有研究表明，对于大多数人，非布司他并不增加心血管意外风险。如果本身存在心血管病基础或者危险因素，如年龄较大（男性≥50岁或女性≥55岁），且以往曾有以下病史：心肌梗死、曾需住院治疗的不稳定型心绞痛、冠脉或大脑血管再生术后、卒中、曾需住院治疗的短暂性脑缺血发作、周围血管疾病、合并微血管病变或大血管病变的糖尿病等，应慎用非布司他。

此外，由于非布司他上市时间短，长期安全性资料还要积累。

误 59. 苯溴马隆会伤害肝脏、肾脏

❓ 认知误区

苯溴马隆是促进尿酸从肾脏中排泄的药物，用的时间长了，好比疲马加鞭，总会把马打死；早些年还听说苯溴马隆会导致严重的肝功损害，所以吃苯溴马隆会伤害肝脏和肾脏，可不敢用。

正解与忠告·

苯溴马隆是临床常用的降尿酸药，通过作用于肾脏促进尿酸的排泄来降低血尿酸。

正常情况下，血液中的尿酸经肾小球滤过到肾小管中，这些滤出的尿酸98%~100%又经过近曲肾小管的S1段回吸收到血液中，而其中的50%在近曲小管的S2段又分泌到肾小管腔中，在近曲小管的S3段，40%~44%的尿酸又被回吸收到血液中，最后，仅仅6%~12%的尿酸随尿排出体外。苯溴马隆就是抑制近曲小管S1段和S3段对尿酸的回吸收，使大量的尿酸随尿排出体外而降低血尿酸。国外的一项对35位中度肾衰竭的高尿酸血症患者随访研究7年后发现，长期使用苯溴马隆治疗高尿酸血症对肾小球滤过率无明显影响。也就是说，长期使用苯溴马隆对肾功能没有损害。既然中度慢性肾衰患者使用苯溴马隆是安全的，正常人使用更无须担心。

苯溴马隆进入人体后，经肝药酶（细胞色素P450 2C9）分解成羟基苯溴马隆，后者绝大部分经过胆汁和粪便排出体外，仅仅6%经过肾脏排泄，所以，慢性肾衰竭患者使用苯溴马隆，既不会给肾脏增加负担，又不会导致苯溴马隆在体内蓄积。苯溴马隆既不损害肾脏，又不通过肾脏排泄，因此，苯溴马隆对肾脏是安全的。

但是，由于苯溴马隆促进尿酸排泄，使尿尿酸浓度明显升高，尿酸在肾小管沉积容易形成尿酸性肾结石。所以，尿酸性肾结石患者禁止使用苯溴马隆降尿酸。据统计，常见的肾结石大多是草酸钙结石，尿酸性肾结石不到20%，所以肾结石患者对苯溴马隆不必恐慌。

对于服用苯溴马隆的副作用，解决的办法就是，平时大量饮水以稀释尿液，或者同时服用碳酸氢钠片（小苏打片）以碱化尿液，减少尿酸性肾结石的生成。

2004 至 2013 年这 10 年间，我国曾上报了 28 例使用苯溴马隆发生肝损害的病例，为此，2014 年中国食品药品监督管理总局发布了关于"警惕苯溴马隆肝损害风险"的通报。后来调查发现，这 28 例患者中有 10 例同时服用了别嘌醇、吲哚美辛、他汀、来氟米特、尿毒清颗粒、肾石通颗粒等药物，这些药物同样存在"可能肝损风险"。肝损害是由苯溴马隆引起还是多种药物联合作用尚不能肯定。需要提醒的是：在有些情况下还要观察是否加重了肝病（细胞溶解性肝炎），这种病有一些是急性发作，比较难以控制。

要想安全地使用苯溴马隆，应该注意以下几点：肾小球滤过率 < 20mL/min 的重度肾衰竭患者、重度肝功能损害患者以及尿酸性肾结石患者禁止使用苯溴马隆，轻中度肾衰竭患者（肾小球滤过率 > 60mL/min）无须减量，对肾小球滤过率 20~60mL/min 的患者推荐剂量为 50mg/d。

误 60. 关节不痛就不用吃治疗痛风的药了

? 认知误区

痛风是发作性的，疼痛过去了病就好了，不需要再吃药。

正解 与 忠告

痛风是尿酸盐结晶在组织中沉积而导致的一组临床综合征，以急性关节炎发作（关节红、肿、热、痛、活动受限）为典型的特点。一句话概括：高尿酸血症是痛风的源头，没有高尿酸血症就没有痛风。因此，控制尿酸是痛风治疗的基础。在痛风发作的急性期应服用消炎止痛药物达到缓解疼痛的目标，而在非发作期，则需通过生活方式干预和降尿酸药物治疗，将患者的血尿酸水平稳定控制在300 μmol/L 以下，才有助于缓解疼痛症状，控制病情，预防痛风关节炎的急性复发和痛风石的形成，并且可以帮助已形成的痛风石溶解，达到长期"治愈"痛风的目的。因此，并不是关节不痛了就可以停用降尿酸药物，尿酸达标才是关键。

当然，还要提醒一下大家，尿酸危害这么大，是不是越低越好呢？当然不是。经过这么多年的人类而进化，存在的物质必有其合理性，尿酸和我们的某些生理功能是有关系的，并非越低越好。目前建议降尿酸过程中，尿酸不宜低于 180 μmol/L。

误 61. 尿酸降到正常后就不用吃降尿酸药物了

❓ 认知误区

一旦尿酸水平正常就说明痛风治好了，也就不用吃降尿酸的药物了。

正解与忠告

总的来说，对于没有痛风石形成、肾脏功能良好的早期痛风患者，及时控制急性关节炎发作，有效降低尿酸，完全可以做到痛风不再发作，大部分患者可以停药缓解而长期健康生存。但是，仍需节制饮食、保持理想体重和健康的运动、生活方式。

对于早期发现的无症状高尿酸血症患者和早期急性痛风性关节炎患者，通过生活方式的改变、危险因素的去除以及长期合理规范的药物治疗，有研究显示在降尿酸药物治疗 5 年后，停用降尿酸药物 6 年，痛风发作仍可以得到有效控制，这证明持续有效地降尿酸治疗很长时间后，有望降低治疗的强度甚至停用药物。但是一次治疗尿酸水平正常，不代表痛风就治好了，仍然需要密切监测尿酸水平，注意生活方式干预，通过长期有效的降尿酸治疗控制尿酸水平持续达标，才能避免痛风的反复发作。

如果尿酸水平稳定了 3~6 个月，且痛风基本不发作，各项指标也控制良好，就可以慢慢减量。注意减量过程一定是逐渐减量，而不是骤然停用，突然停用降尿酸药物会导致病情反跳。以非布司他为例，由最开始的每天 1 粒，到稳定后的 2 天 1 粒，再慢慢变成每周 1 粒，然后再尝试慢慢减少药量，直至停用。在减药的过程中，一定要遵医嘱定期监测血尿酸水平，一旦发现尿酸水平反跳，建议暂停减量，巩固一段时间后再考虑减药。

如果减药过程顺利，只需要很小的剂量就可以维持血尿酸达标，并且血压、血糖及血脂等代谢指标都得到了改善，就可以在医生指导下尝试停药。需要明确指出的是，停药后依然要坚持健康的生活方式，并定期监测血尿酸的水平，一旦无法继续维持达标，重新开始降尿酸药物治疗也是必要的。

62. 治疗痛风时，尿酸降得越低越好

认知误区

　　痛风都是高尿酸惹的祸,要想痛风不反复发作,消除尿酸的危害,当然要把尿酸控制得越低越好。

正解与忠告

　　尿酸是人类嘌呤化合物的终末代谢产物，嘌呤代谢紊乱会导致高尿酸血症。高尿酸血症确实存在很大的危害，它与高血压、肥胖、胰岛素抵抗及高脂血症、糖尿病等疾病密切相关，而且会增加心血管疾病的风险。长期的高尿酸血症不仅会引发痛风性关节炎，还会导致急性或慢性肾功能不全、代谢综合征等，因此，被称为继高血压、糖尿病、高脂血症后危害人类健康的"第四高"。

　　既然高尿酸有如此多的危害，痛风或高尿酸血症患者治疗的目标是否是将其降低得越低越好呢？

　　痛风的有效达标治疗是持续稳定保持血尿酸水平低于尿酸在血液中的饱和度，从而促进尿酸盐结晶的溶解，并阻止新结晶的形成。因此，保持血尿酸水平低于 $300\,\mu mol/L$（绝经前女性）或 $360\,\mu mol/L$（男性和绝经后女性）称为达标治疗的血尿酸基本标准。同时强调患者教育、生活方式的干预，以及对高尿酸血症和痛风患者的健康管理，防止痛风的发作，预防并发症的发生，实现高尿酸血症和痛风患者的达标治疗。一般情况下，将尿酸降至 $360\,\mu mol/L$ 即可。但如果有痛风石或者慢性痛风性关节炎，或者痛风性关节炎频繁发作，治疗目标是将尿酸降至 300 μmol/L，这样就可以逐渐把关节腔内的尿酸盐结晶溶解。除了服用降尿酸药物外，还要养成良好的健康习惯，避免剧烈运动，控制体重，戒烟戒酒，避免吃动物内脏等高嘌呤食物，避免喝高糖饮料，鼓励蔬菜、奶制品等的摄入。每天多饮水，普通人每天应摄入 1500~2000mL 水，最好以纯净水为主，重视常规体检，及早发现，及早治疗，定期监测。

值得一提的是，尿酸并不是越低越好，它对血压的维持也有一定的积极作用。英国的一项大型流行病学研究还发现，尿酸过低后，阿尔兹海默病（老年痴呆症）的发生率会升高。还有患者反映尿酸过低后记忆力下降，因此降尿酸过程中尿酸不宜低于 180 μmol/L。

误 63. 长了痛风石只能手术切除

❓ 认知误区

痛风石不能自己清除，长了就只能手术切除。手术取出后就一劳永逸，彻底去根儿了。

正解与忠告

对于痛风患者来说，如果肾脏功能正常，大部分不是形成太久的痛风石，通过积极的降尿酸治疗，使血尿酸水平长期稳定在 300 μmol/L 以下，可使痛风石中的尿酸盐结晶溶解。血尿酸水平降得越低，痛风石溶解得越快。因为痛风石里面沉积的尿酸盐结晶还能与血液里的尿酸盐交换，经过促进尿酸排泄或减少尿酸生成的治疗后，血液中尿酸的水平逐渐下降，痛风石里的尿酸可因"浓度差"吸收入血，再通过肾脏排出体外。但如果没有接受降尿酸治疗，随着疾病发展，痛风石越来越硬，若钙化和纤维化时，则不能变小或消失，很难溶解。因为尿酸盐结晶呈酸性，致使创口难以愈合，而手术并不能把尿酸盐结晶清除干净。所以，只有发生在手足肌腱附近的结石，严重影响关节活动时，才考虑手术治疗。

即便是切除了痛风石，也并不是从此就"高枕无忧"了，如果不控制血尿酸，还会长出新的痛风石。为了防患未然，预防痛风石的出现，关键在于长期规范化降尿酸治疗，使血尿酸水平达标。没有发现痛风石的患者，血尿酸控制到 $< 360\,\mu mol/L$；有痛风石的，血尿酸控制到 $< 300\,\mu mol/L$。

什么情况下需要手术治疗痛风石呢？如果痛风石影响关节功能、压迫神经、影响脏器功能，可以切除这些痛风石（往往是巨大的痛风石），以达到改善关节功能、减轻肾脏负担的目的。如果因长期的尿酸盐侵蚀，关节已经破坏严重，形成了坏死指（趾），也可通过手术治疗。需要注意的是，手术宜在血尿酸控制正常后进行，并且术后依然需要生活方式干预及药物治疗以维持长期血尿酸达标，防止再次形成新的痛风石。

误 64. 痛风就是痛风，不分真假

? 认知误区

身体一直很好的老王最近膝关节忽然红肿，并伴剧烈疼痛，他

感觉自己是痛风发作了，急忙到医院检查，医生告诉他他患的是假性痛风。老王认为，不管是真性痛风还是假性痛风都是痛风，治疗方法都是一样的。

正解与忠告・

痛风是尿酸代谢障碍引起的疾病，其临床特点是高尿酸血症引起的痛风性关节炎反复发作。假性痛风指的是二水焦磷酸钙（CPPS）晶体沉着于关节软骨所致的疾病，也称为关节软骨钙化症。因为它是医学家在 1961 年研究痛风的关节液时发现的疾病，故又称为假性痛风。假性痛风属于焦磷酸钙沉积病中的一种，而后者是累及关节及其他运动系统的，是与二水焦磷酸钙（CPPS）晶体沉积有关的晶体性关节病，临床上好发于老年人，急性期以急性自限性的滑膜炎即假性痛风最为常见，此时出现二水焦磷酸钙结晶由软骨脱落至滑囊诱发急性滑膜炎，之后慢性关节炎的表现则与骨关节炎有着密切的联系，以累及全身大关节如膝、腕、肩、髋等关节为主。假性痛风的男女发病率相似，40 岁以下发病者少见，但在老年人中，年龄愈大患病率愈高。从放射学软骨钙化来看，65~74 岁老年人中阳性者占 15%，84 岁以上者可高达 44%。

引起假性痛风的病因还不完全清楚，有待进一步的研究，目前认为有以下因素参与其中：

（1）衰老　这是焦磷酸钙沉积病的一个主要相关因素。研究结果表明，正常人膝关节滑液中的焦磷酸浓度随着年龄的增长而升高，提示这种与年龄有关的滑液成分的改变与本病有着密切的联系。

（2）遗传因素　一些家族性焦磷酸钙沉积病表现为常染色体显

性遗传的遗传方式。这类患者往往伴有原发软骨成分和结构的异常。

（3）代谢因素　焦磷酸钙沉积病可能是由于机体某些代谢机制紊乱造成焦磷酸代谢的异常。这些可能的代谢异常机制包括：

1）由于以下原因造成焦磷酸的降解减少：①碱性磷酸酶浓度下降；②存在一些抑制碱性磷酸酶的离子；③低镁血症。

2）由于血色素沉着症或 Wilson 病造成的成核剂浓度升高而加快成核反应，使焦磷酸钙更易沉积。

3）高钙血本身可以加速焦磷酸钙的沉积。

4）甲状旁腺机能亢进时，甲状旁腺素可以激活更多的腺苷酸环化酶，增加焦磷酸的来源。

（4）创伤或外科手术后

痛风与假性痛风都表现为关节炎症，但它们之间还是有区别的：

（1）痛风的特点

1）痛风多为中年以上发病，男性多见。可有家族遗传史。进食高嘌呤食物、饮酒、精神紧张、过劳、受寒、感染等为诱发因素。

2）是以足第一跖趾关节部位疼痛为主的关节痛。反复发作者可在相应部位触及痛风结节。

3）X 线表现为关节软骨缘破坏，关节面不规则，关节间隙变窄，病变发展可见圆形或弧形穿凿样缺损等。

4）辅助检查患者血常规显示白细胞高于正常，血尿酸通常大于420 μmol/L。

（2）假性痛风的特点

1）本病患者多为老年人，发病多在 50 岁以后。男女发病率相似。

2）好发于膝关节，是引起膝关节疼痛的原因之一。髋、肩、肘、踝等关节也可被累及。

3）X线表现为半月板、关节软骨面钙化。

4）血尿酸正常。

误 65.假性痛风也要降尿酸治疗

？ 认知误区

假性痛风也是痛风，也要降尿酸治疗。

A+ 正解与忠告

痛风受累关节多为跖指关节，而假性痛风受累关节多为大关节，如膝关节、腕关节等。痛风关节液里查到的结晶是尿酸盐，血清尿酸升高；而假性痛风关节液里的是焦磷酸盐，血清尿酸正常。痛风的 X 线表现为关节软骨缘的破坏，而假性痛风是关节软骨面钙化。

假性痛风常为单个关节急性发作，发作时关节呈红、肿、热、痛的表现，关节腔内常有积液。最多发生于膝关节及其他常见的髋、踝、肩、肘、腕等大关节，偶尔累及指、趾关节，但很少像痛风那样侵犯大脚趾。慢性的假性痛风可侵犯多关节，呈对称性，进展缓慢，与骨关节炎相似。假性痛风的临床表现与痛风相似，但较轻，四肢小关节较少受累；而痛风好发于四肢小关节。假性痛风急性发作时血沉可增快，白细胞可增高，但血尿酸值不高。关节滑液中发现的是焦磷酸钙双水化物结晶而非尿酸盐结晶；X 线片上可见关节软骨呈点状和线状钙化斑。

假性痛风发作急性期应适当休息，服用布洛芬、萘丁美酮、双氯芬酸钠（扶他林）等非甾体抗炎药。秋水仙碱对急性关节炎可能也会有效，但对预防发作无效。必要时，可抽取关节液，关节内注射激素。关节破坏重，经多方治疗无效者，可考虑手术治疗，如行滑膜切除术、人工关节置换术等。

误 66. 肿瘤坏死因子拮抗剂不能治疗痛风性关节炎

？ 认 知 误 区

听说肿瘤坏死因子是治疗类风湿关节炎的良药，医生怎么给痛风的患者用，肯定是弄错了。

正解 与 忠告

对于急性发作期的痛风性关节炎患者，治疗时主要使用非甾体消炎药（NSAIDs）、秋水仙碱或者糖皮质激素。指南中推荐：痛风急性发作期，推荐使用 NSAIDs 缓解症状，可以选择非选择性 NSAIDs，也可以选择选择性环氧化酶 2 抑制剂（COX-2）；对 NSAIDs 有禁忌的患者，建议单独使用低剂量秋水仙碱（1.5~1.8mg/d）；对 NSAIDs 和秋水仙碱不耐受的急性发作期痛风患者，短期单用糖皮质激素，其疗效和安全性与 NSAIDs 类似。

但是在临床工作中，难免会碰到应用包括糖皮质激素在内的多种药物治疗效果不佳，反复发作的难治性痛风患者，这类患者要么是存在使用 NSAIDs 或秋水仙碱的禁忌，要么使用 NSAIDs、秋水仙碱及糖皮质激素后关节症状仍然改善不理想。对于这种难治性痛风患者，欧盟已批准将阿那白滞素（IL-1 受体阻滞剂）用于急性难治性痛风的治疗，但是我国未上市该药品。文献报道及临床实际中，我们尝试性使用肿瘤坏死因子拮抗剂治疗难治性急性痛风性关节炎，效果也较好。

　　近年来研究发现，单核巨噬细胞系统在急性痛风性关节炎启动、进展及缓解中均发挥了关键作用。其中 IL-1β 是尿酸钠（MSU）晶体诱导炎症的关键因子，NLRP3 炎性体通过促进 IL-1β 的生成在痛风发作中发挥不可替代的作用。肿瘤坏死因子 -α（TNF-α）是一种具有内毒素样抗肿瘤炎性细胞因子，可作用于 T 细胞、B 细胞、NK 细胞而发挥多种生物学活性。TNF-α 主要由巨噬细胞、单核细胞产生，中性粒细胞、内皮细胞、星状细胞、平滑肌细胞、杀伤细胞也可产生 TNF-α。有研究表明，TNF-α 在类风湿性关节炎的血清和滑膜中大量增加，并刺激下丘脑体温调节中枢及巨噬细胞释放 IL-1、IL-6。TNF-α 的主要作用是刺激机体产生炎症反应，减少基质中蛋白多糖、胶原物质的合成，诱导基质金属蛋白酶高表达，增加血管内皮细胞的通透性，刺激产生如 IL-1、IL-6、IL-8 等炎性细胞因子。

　　研究显示，在炎症的早中期阶段，痛风患者关节液中的 IL-1β、IL-6 和 TNF-α 等炎症因子水平和白细胞水平明显升高。在 MSU 导致痛风性关节炎的实验模型中检测出 TNF-α mRNA 的高表达，并认为 MSU 可直接刺激滑液中单核细胞，导致 TNF-α 的产生。TNF-α 对 IL-1 的产生起重要作用，考虑是由于 TNF-α 增强多形核白细胞（PMN）的活性而致使 IL-1 释放。TNF-α 在结晶沉积病中发挥重要作用。在 MSU 晶体诱发的痛风性关节炎中通过阻断 TNF-α 的产生，明显地抑制了 E 选择素的表达和 PMN 的募集，并指出 TNF-α 在痛风性关节炎的发生、发展中起着极其重要的作用。抗 TNF 能明显抑制内皮细胞的激活和 PMN 在体内的募集，从而抑制炎症的发生。

德国学者 Tausche 等报道依那西普治疗难治性重症痛风关节炎 1 例，取得了良好的效果，认为依那西普可作为抗炎药物无效的难治性痛风患者的一个新选择。

对于难治性痛风，当传统抗炎方法，如非甾体抗炎药（NSAIDs）、秋水仙碱、激素等无效时，可以考虑尝试采用新型生物制剂，如阿那白滞素和肿瘤坏死因子拮抗剂。

误 67. 痛风治疗中如果用了止痛药就不能要孩子

❓ 认知误区

备孕过程中如有痛风急性发作，什么药都不能用，只要吃了治疗止痛的药，就暂时不能要孩子了。

A+ 正解与忠告

痛风急性发作期一线治疗药物为非甾体抗炎药、秋水仙碱或糖皮质激素，那服用这些药后对要孩子会有什么影响呢？

（1）非甾体抗炎药　即老百姓口中的"止疼药"，这类药不仅"止痛"，还可以"消炎"，包括依托考昔、塞来昔布、美洛昔康、双氯芬酸钠、洛索洛芬钠、吲哚美辛、布洛芬及萘普生等很多种类。

在孕期,目前主张使用非选择性的非甾体抗炎药,如布洛芬、萘普生、吲哚美辛等,因为选择性的 COX-2 抑制剂资料有限,所以目前并不推荐。另外,孕妇需要选择半衰期比较短的非甾体抗炎药,间断、小剂量地使用,并且应遵照孕早期慎用、孕中期可用、孕晚期不用的原则。因为非甾体抗炎药在孕早期会有轻微增加胎儿致畸和流产的风险;孕晚期不用主要是因为其会有引起胎儿动脉导管狭窄或者早闭并肺动脉高压及对胎儿肾脏的损害。非甾体抗炎药在哺乳期可用。男性备孕期间如出现痛风急性发作,可短期服用最低有效剂量的非甾体抗炎药,待症状缓解后及时停药。

（2）秋水仙碱　秋水仙碱是老百姓熟知的治疗痛风急性发作的常用药物。在美国 FDA 妊娠期用药分类中属于 D 类,有致畸胎作用,孕妇及哺乳期妇女禁用。文献报道 2 例 Down 综合征婴儿的父亲均因家族性地中海热而有长期服用秋水仙碱史。故出于安全性方面的考虑,秋水仙碱最好在备孕前停用数周。秋水仙碱停药后,药物排泄持续时间约 10 天。

（3）糖皮质激素　常用于不能耐受非甾体抗炎药、秋水仙碱或有肾功能不全等禁忌的患者。糖皮质激素还可进行关节腔内注射治疗。在美国 FDA 妊娠期用药分类中属于 C 类。妊娠期用药可选用不易通过胎盘的泼尼松,对胎儿的影响较少。而地塞米松可以通过胎盘屏障影响胎儿,故不宜使用。目前尚缺乏糖皮质激素对男性生育影响的直接相关证据,男性痛风患者备孕期间可短期使用最低有效剂量的泼尼松,待症状缓解后及时停药。

68. 男性服用降尿酸药可以要孩子

认知误区

　　痛风患者以男性居多，且存在年轻化趋势，很多患者在治疗过程中存在生育要求，只要降尿酸药不影响精子的活性，只要妈妈怀孕期间不吃药，男性服用降尿酸药和生孩子没多大关系。

正解与忠告

　　在痛风间歇期，需根据降尿酸治疗指征及患者病情酌情给予降尿酸药物治疗，最常用的是促进尿酸排泄和抑制尿酸合成的药物。降尿酸治疗中，常用的药物对生育有哪些影响呢？

　　（1）促进尿酸排泄药　最常用的是苯溴马隆，但目前缺乏有关苯溴马隆对于生育及妊娠结局的动物实验结果及临床报道，所以为了安全起见，推荐计划怀孕前3个月停用该药物。

　　（2）抑制尿酸合成药　①别嘌呤醇：在美国FDA妊娠期用药分类中属于C类，也就是说在动物实验中发现其对胎儿有危害性。在大鼠睾丸的研究中发现，别嘌醇可抑制大鼠生殖细胞凋亡，促进精子细胞发生。但目前也没有别嘌醇在人体中的生育安全性研究，所以为了安全起见，建议计划怀孕前应至少停用3个月。②非布司他：作用机制与别嘌呤醇相似，但缺乏有关此药物对于男性生育影响的报道，所以为了安全起见，推荐计划怀孕前3个月停用此药物。

　　（3）碳酸氢钠　俗称"小苏打"，可通过碱化尿液来促进尿酸排泄。正常情况下，男性附睾内是酸性环境，碳酸氢根的浓度很低，以保证正常的生精过程。目前仍缺乏长期服用碳酸氢钠会对男性生育造成影响的证据,男性痛风患者备孕期间如果出现痛风急性发作,在医生的指导下是可以短期使用药物的,不需要强忍疼痛。但是病情稳定期应停用降尿酸药一段时间后再计划备孕,配偶成功受孕后即可重新启动治疗。在备孕期间坚持低嘌呤饮食、多饮水、注意休息、适度锻炼的原则,大部分男性患者均会顺利度过这一特殊时期。

 69.痛风患者不能补钙

❓ 认知误区.

很多人认为,患上痛风之后就不能补钙了,不然会得肾结石。

正解 与 忠告.

肾结石是一些晶体物质(如草酸钙、尿酸、胱氨酸等)和有机基质在肾脏的异常聚积所致。肾结石的主要类型,如草酸盐结石、尿酸盐结石、磷酸盐结石等,都含有不同成分的钙盐,因此,不少人把避免食用富钙食物和补充钙剂列为预防肾结石的一个重要措施。

肾结石中草酸钙结石最为常见,占71%~84%。实际上,在草酸钙结石的形成机制上,草酸的作用远比钙的作用大十几倍。肾结石的形成主要取决于草酸浓度,虽然肾结石主要是草酸与钙结合形成的草酸钙结石,但是肾结石的形成不在于钙质摄取的多少,主要在于草酸浓度的高低。

一般来说,人体的血钙浓度是一定的,当饮食中缺乏钙的时候,甲状旁腺激素会促进钙从骨骼中溶解出来,以维持血钙浓度的平衡。即便不补钙,骨钙析出仍然能结合草酸形成结石。也就是说,如果草酸浓度过高,即使一点都不补钙,草酸也会和骨中释放的钙结合形成结石。所以对这类肾结石患者,严格地限制钙的摄入并不能阻止结石的形成。因此,要预防肾结石、延缓肾结石的发展,控制草酸的浓度才是关键。

食物中的草酸要经过消化道才能进入体内,钙能在胃肠道中与草酸结合,形成草酸钙沉淀直接排出体外,阻止草酸被小肠吸收,这是预防肾结石效果的关键所在。有研究表明,尿液中草酸浓度过高的肾结石患者,吃更多的富含钙的食物之后,降低了草酸浓度,同时,尿钙的排泄量并没有任何变化。钙可以通过抑制草酸的吸收而降低血液中的草酸浓度,因此,合理补钙可以预防肾结石发生。

中国人的饮食习惯中,富钙食物较少,国家饮食调查显示,我国居民平均每日摄入钙量为400mg,没有达到营养健康需求的800~1000mg。

因此,在医生的指导下,正确补充钙剂有利无害,并且不会增加肾结石的发生率。尤其是对于有骨质疏松的患者,千万不可因为错误以为补钙会增加肾结石的风险,而耽误骨质疏松的治疗。

误 70. 痛风没法预防

? 认知误区

痛风没办法预防,该发作的话迟早是会发作的。

正解与忠告

目前，随着人们饮食结构的改变、寿命的延长，加之缺乏运动的生活方式，各个国家的高尿酸血症和痛风的患病率都呈现出逐年上升和年轻化的趋势，痛风的健康管理已经刻不容缓。大部分高尿酸血症和痛风是可以通过患者教育、生活方式指导和并发症管理进行预防的。

《2016年中国痛风诊疗指南》强调，调整患者的生活方式有利于痛风的预防和治疗，其中包括限酒（尤其是啤酒的摄入），减少高嘌呤食物如动物内脏的摄入，防止突然剧烈的运动或突然受凉，减少富含果糖饮料的摄入，多饮水，控制体重，增加新鲜蔬菜和水果的摄入，规律的作息和饮食，规律的运动以及戒烟等。

2012年美国风湿病学会的痛风管理指南同样也提出了痛风预防和治疗的核心措施，包括饮食、生活方式以及治疗目标和并发症的管理。在膳食方面建议限制富含嘌呤的肉类和海产品、高果糖以及高能量饮料的摄入，限制酒精的摄入，尤其是啤酒、葡萄酒和烈酒，避免酗酒等不良行为，在关节炎活动期尤其应禁止饮酒，并鼓励摄入低脂制品和蔬菜。通过生活方式的改变，可以使血中的尿酸水平得到一定程度的降低，同时再结合一定的药物治疗，可以达到预防痛风发作的目标。

很多专家都提出了痛风的健康管理，其中的基本方法和内容包括以下几个方面：首先，收集患者的基本信息，如一般情况、基本体格检查、生活方面的习惯；其次，是由医患双方共同制订疾病的主要干预治疗方案，结合患者的危险因素以及血尿酸的水平共同制订综合的干预措施；再次，就是患者的自我管理，包括对高尿酸血症及痛风的危险因素干预，开展健康生活方式的指导，适当运动，坚持合理用药及定期监测等，同时医生也应该定期开展健康知识讲座，开展高尿酸血症及痛风的患者教育会，增强患者自我管理的意识；最后，需要定期询问并落实健康管理的策略，定期对患者的血尿酸及血压、血糖、血脂及体重进行监测，使其逐步达标。

最后要强调的是，痛风的预防和治疗要个体化和分阶段，在不同的阶段所使用的策略和方法也不尽相同。一般人群和高危人群主要进行如上所述的生活方式管理，急性期患者主要是消炎止痛等对症治疗，发作间歇期和慢性期患者主要是降尿酸，从而减少痛风发作的频率和程度，防止并发症的发生。